ある母親の提案

すべての
アトピー
チャイルドの
輝《ひかり》

アトピーが
私たちに
おしえてくれること

工藤 聖子
ＪＰＨＭＡ認定ホメオパス
ＪＰＨＦ認定インナーチャイルドセラピスト

はじめに

私は医療従事者ではありません。

学校で西洋医学について学んだこともありません。

いち妻であり、いち母であり、いち自然療法家です。

そしてかつて私は、病院をどれほど回っても、薬をどれほど塗っても、決して治らなかったアトピー肌に悩んでいました。

しかし、自宅出産をしたことをきっかけにホメオパシーに出会い、長年疑問に思ってきた答えを見つけ、長年苦しんでいた手の湿疹から解放され、生き方が大きく変わりました。

私は西洋医学や薬、ステロイドを、決して否定したいのではありません。

ただ、すべてを西洋医学的考え方で解決しようとすると、多くの矛盾や問題が生じることを伝えたいと思っています。

アトピーをステロイドで解決するべきときもあると思います。

明日、入学式があって、どうしてもきれいな顔で、入学式に出たいなら、ステロイドはあなたを大いにきれいにしてくれるでしょう。

人生でやりたいことがあって、アトピーを抑えて成し遂げたいことがあるなら、ステロイドは大いにあなたの人生に貢献してくれるでしょう。

ただ、それは、アトピーを根本的に解決するということではないことは知っておいたほうがいいとおもっています。

そして、絶対にアトピーが治らないと諦めている方々には、アトピーを根本的に解決する術があることを知ってほしいと思っています。

私は学校で習った生物や保健体育以外、医療や体の仕組みについて学んだことはありません。ホメオパシー以外に自然療法を勉強したこともありません。

でも私はそのまっさらな状態だったからこそ、これまで常識と思われていたことと正反対のことを、まっさらなスポンジのように吸収できたと思っています。

この本では、私が30数年体験してきたこと、ホメオパシーの第1人者であり敬愛する我が恩師・由井寅子先生にこれまで習ってきたこと、私がホメオパス（ホメオパシー療法家）として3年間でのべ１０００人の方を見てきた事実、それをお伝えしたいと思います。

どんなに病院を回っても、どんなに薬を塗っても、決して治らない手の湿疹を抱え、痒くて眠れない日々を過ごし、もう一生この辛さと付き合っていくしかないんだと諦めていた、あの頃の私と同じように、アトピーに悩み、苦しみ、その原因も解決策もわからず途方に暮れ、痒くて眠れない夜を過ごす方、そんなお子さんを持つお母さん方に少しでも希望を持っていただければと強く願っています。

この出版の機会を与えて下さった、モッツコーポレーションの高須基仁社長、ご縁をつないでくれた株式会社レールズの風間社長、たくさんのことを教えてくれた恩師・由井寅子先生、協力してくださったＪＰＨＭＡ（日本ホメオパシー医学協会）の皆様、そしてこの機会を作ってくれた母と亡き父、いつも支えてくれる夫と息子に、心から感謝いたします。

工藤　聖子

すべてのアトピーチャイルドの輝《ひかり》

——ある母親の提案——

アトピーが私たちにおしえてくれること

目次

第1章　私のアトピー体験談

第2章　ホメオパシーとは?

第3章 アトピーとは？

第4章　アトピーがわたしたちに教えてくれること

序　章　アトピーの原因と対策がわかる7つのお話

あなたは、ご自分のアトピー肌でお悩みですか？
それともお子さんやご家族のアトピー肌でお悩みですか？
私はその両方でした……。

私は子供の頃から首や手、足など、全身に湿疹《しっしん》を繰り返していました。
そして20歳を過ぎてから、何をしても、いくら薬を塗っても、
治らない手の湿疹でずっと悩んでいました。
そして生まれた息子も、生後3か月で頬が真っ赤な湿疹で覆われ、
愕然としたことを覚えています。
長年、手の湿疹で悩んだ私は、たくさんの病院を回り、
たくさんの薬を使い、たくさんの質問をお医者さんに投げかけましたが、
何一つ納得できる答えは得られませんでした。
どこへ行っても
「湿疹の原因は、ほこりやダニ、洗剤や水仕事など外側の問題です」

そんな答えしか得られませんでした。
しかし私の湿疹は、内側からジワジワとわき出るような感覚がありました。
洗剤や水仕事もそれほど多くはなく、
決して外側の要因とは思えませんでした。
どの病院の、どのお医者さんの答えにも納得がいかず、
どんどん効かなくなる薬にも不信感を抱いていました。
そんなとき自宅出産をしたことをキッカケに、ホメオパシーに出会いました。
そしてその理論を知ったとき、長年私が抱いていた疑問がすーと解消されました。
それからホメオパシーの健康相談会を受け、
私の湿疹はみるみる良くなっていったのです。

私がこれからお話することとは、西洋医学とは、全く異なる考え方です。
私が学んだホメオパシーの理論と、
自分と息子のアトピー肌がすっかり治った体験をもとにお話します。
病院のお医者さんが教えてくれるアトピー肌の原因や対策とは、

全く異なることをご了承の上、お読みいただければと思います。

《1つめのお話》

そもそもアトピーってなに？

1つめのお話は、『そもそもアトピーって何？』というお話です。
早速ですが、まずは体の仕組みについて、例をあげて考えてみましょう！
たとえばあなたが、
〝くさったエビ〟を食べてしまったとします。
すると体にはどのような反応が起きるでしょうか？
体はその〝くさったエビ〟を体から押し出そうとして、
吐き出したり、下痢で出そうとしますよね？
この不要なものを体が押し出そうとする仕組みは、
嘔吐・下痢に限ったことではありません。

実は、熱も、鼻水も、咳も、体に不必要なもの、害になるもの、
つまり老廃物を、体から押しだそうしているのです。
熱も、鼻水も、咳も、体の賢い、そして正常な反応なのです。
そして、皮膚に出る湿疹も同じなんです。
老廃物を体から排泄している。それがアトピーの正体なんです。
たとえそれが、あせもであっても、とびひであっても、水疱瘡《みずぼうそう》であっても、
なんら変わりはありません。
皮膚に出るそれぞれの病気も、
皮膚から老廃物を排泄しているにすぎないのです。

実は、皮膚は最も大きなひとつの臓器であり、排泄器官なんですね。
《湿疹は老廃物を出している、だから湿疹は出てもいい！》のです。
とはいっても、湿疹は痒くて、辛いもの。
それは私が経験してきたので、
よくわかっています。

湿疹で辛いときは、ぜひ私の手の湿疹の変化を見て、
勇気と希望をもって頂けるとうれしいです。
（私の手の湿疹の変化については、２章で詳しくお話します）

『ずっと治らなかった私の手の湿疹』

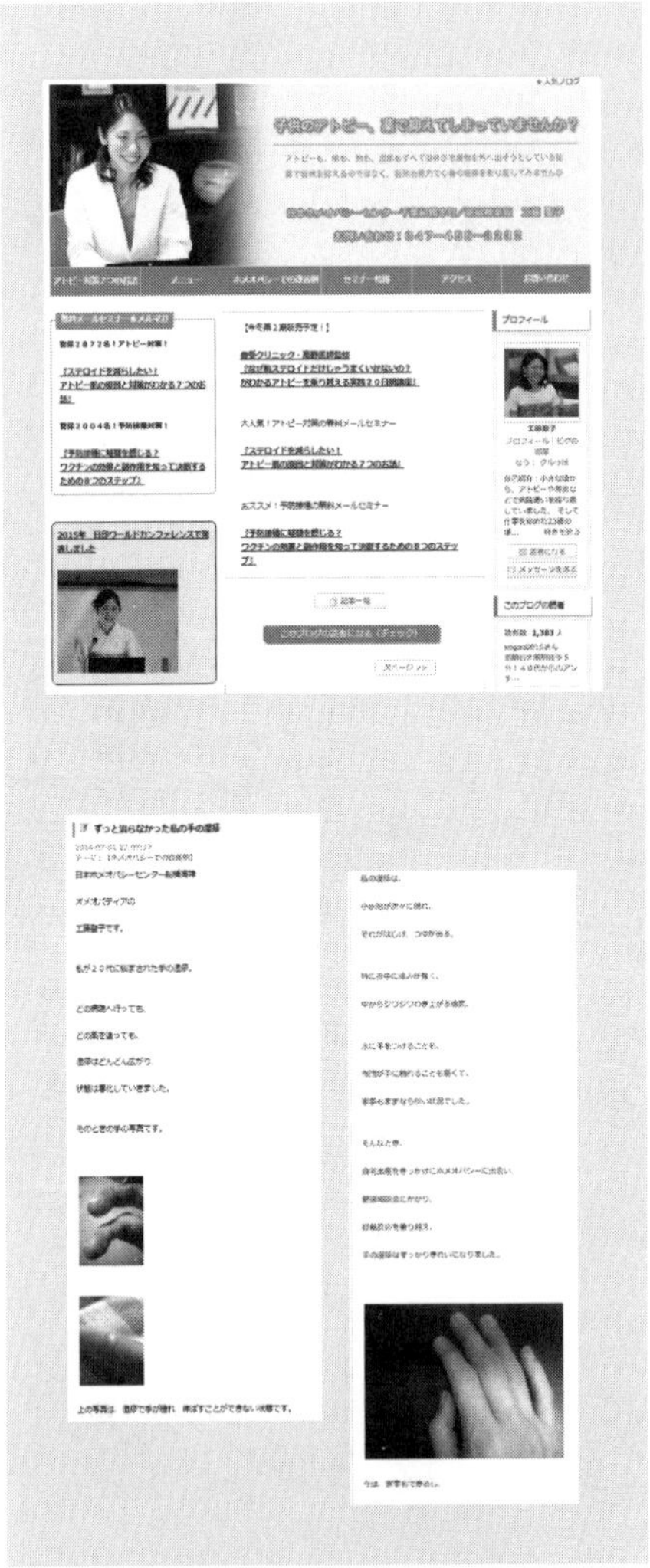

http://ameblo.jp/satokono1979/entry-11911831298.html

《2つめのお話》

アトピーはどうすれば良くなるの？

1つめのお話《湿疹は老廃物を出している》いかがだったでしょうか？

あなたは、今まで、〝湿疹は悪いもの、湿疹は出てはいけないもの〟と考えていませんでしたか？

私はまさにそうでした……。

〝湿疹は出てはいけないもの〟という考え方から、〝湿疹は老廃物を出しているのだから、湿疹は出てもいい！〟という考え方に変えることは、そう簡単なことではありません。

私もしばらく時間がかかりました。

湿疹が出るたびに、「あーまただ……」と落ち込んだものです。

でも、すぐに考えを変えられなくても、大丈夫です！
誰でも時間がかかるものです。
湿疹が出て不安になったら、この７つのお話を何回も読み返してみてくださいね。

それでは《湿疹は老廃物を出している》ということを踏まえ、
ふたつめのお話、『アトピーはどうすればよくなるの？』
ということについてお話しします。

もう一度ひとつめのお話の例を考えてみましょう。
あなたが、〝くさったエビ〟を食べてしまうと、
体はその〝くさったエビ〟を押し出そうとします。

では、そのような嘔吐や下痢の症状が出てきたとき、
症状はどうすれば治まるでしょうか？
〝くさったエビ〟を嘔吐や下痢ですべて出し切ったとき、その症状は治まりますね。

実は熱も、鼻水も、咳も、あらゆるすべての症状は、
老廃物をだしきったとき、その症状は治まるのです。
だとすれば湿疹は？？
そうです。
体に溜まった老廃物を出し切ったとき、その湿疹は治まるのです。

私がホメオパシーに出会い、このことがわかったとき、
「私が求めていた答えはこれだ！」とまさに目からウロコでした。
長年悩んでいた私の湿疹の原因とその対策法がようやくわかったのです。

あなたは、どうでしょうか？
ご納得いただけますでしょうか？
《アトピーなどの皮膚症状は、それを出し切ったときに良くなる》
そのことは、この本でいくつもケースを取り上げて紹介していますので、
そちらをご覧ください。

《3つめのお話》

気になる薬の副作用は？

2つめのお話、

《アトピーなどの皮膚症状は、それを出し切ったときに良くなる》

ご納得いただけましたでしょうか？

3つめのお話は《皮膚症状を出し切る》際に、

気をつけなくてはいけないことをお話しようと思います。

『気になる薬の副作用は？』というお話です。

現在、病院でもらうお薬というのは、症状を抑えたり、

緩和する目的で使われています。

熱に解熱剤、

咳に咳止め、

下痢に下痢止め、
痛みに痛み止めと、
その名前からもおわかりいただけるように、
症状を抑えたり、緩和したりするものです。

例えば、痛みで日常生活が送れないとき、痛み止めを使ったり、
アレルギーで命の危険があるときに、
それを抑える薬を使ったりすることは必要なことです。
お薬は私達の命を守るありがたい存在です。
しかし、
日常的に熱に解熱剤、咳に咳止め、下痢に下痢止め、と
症状を止めてしまうお薬を使っていると、
体にどんどん老廃物が溜まってしまうという結果につながります。
実は、このように体に老廃物が満タンにたまってしまった状態が、
花粉症や、あらゆる種類のアレルギーであると、

ホメオパシーでは考えられています。

花粉症やアレルギーは、「これ以上、体に異物を入れないでくれ！」という体のＳＯＳであり、老廃物が満タンですよというサインなんですね。
そして、アトピーもアレルギーの一種と考えられています。

ダニやほこり、花粉や食べ物など、外側に原因があるのではなく、すべては内側に原因があるのです。
つまり、老廃物を満タンに溜めてしまった体に、原因があるのです。

〝原因は外にあるのではなく、自分の内にある！〟
それは人生にも言えることなのですが……。
これはまた別の機会にお話したいと思います。

話を戻しますが、湿疹も同じこと。

湿疹に、塗り薬を塗ることは、
その皮膚の排泄を止めていることになります。

あなたは、湿疹に薬を塗り、一時的には症状は治まるけれど、
やがて薬が効かなくなり、新しい強い薬にかえると、
また一時的に症状は治まるけれど、
また薬が効かなくなり、さらに新しい強い薬に変え……。
と繰り返したことはありませんか？

私がまさにそうでした……。

皮膚は老廃物を排泄しようとしているので、
薬で押さえても、また排泄を始めようと湿疹が出てしまうのですね。
《薬は老廃物の排泄を止めてしまう》
私はそのことがわからず、何年も悶々と過ごしていました。

一方ホメオパシーは、症状を抑えるのではなく、症状の排泄をどんどん早めてくれるものです。

ホメオパシーのレメディーを摂ると、自己治癒力が触発され、今まで抑えてきた老廃物をどんどん排泄してくれます。

自己治癒力を高め、老廃物をよりスムーズに排泄するのがホメオパシーであり、私達ホメオパスは健康相談会を通して、サポートしています。

ホメオパシーの健康相談会については、第2章で詳しくお話ししています。

《4つめのお話》

ステロイドって本当に怖い薬なの？

3つめのお話、《薬は老廃物の排泄を止めてしまう》ということは、
おわかりいただけましたか？
そして次はもうひとつ、
薬についての最大のデメリットについてお話したいと思います。
特にみなさんが気になる、
アトピー肌に必ずといってもいいほど処方されるステロイドについてです。

あなたは、〝ステロイド〟という薬に対して、
〝怖い〟〝危ない〟そんなイメージをお持ちではないでしょうか？

実はステロイドとは、本来誰もが持っている、

炎症を抑えるための〝副腎皮質ホルモン〟です。
それを人工的に作っているのが、〝お薬のステロイド〟です。

「ステロイドは良くない」と言われるのは、
人工的に作られたステロイドだからなんです。
このお薬のステロイドを使っていると、あなたが自ら副腎で作っている
〝自分のステロイド〟が作られなくなってしまいます。
体が「なーんだ。外からステロイドが入ってくるから、ぼくは作らなくていいんだあー」
と認識してしまいます。

だから〝お薬のステロイド〟をずっと使っていて、
〝自分のステロイド〟が出せない状態にあるときに、
突然〝お薬のステロイド〟をやめると、
炎症を抑えることができず、一気に皮膚症状が悪化してしまうんです。

そういう方のために、ホメオパシーの健康相談会では、レメディーで副腎をサポートし、〝脱ステ〟をスムーズにできるよう、お手伝いをしています。

そして薬にはもうひとつリスクがあります。
それは、人工的なステロイドなどの薬を塗れば塗るほど、それがまた体にとっては異物となり、
老廃物として溜まってしまうということです……。

そもそも薬というのは、そのほとんどが石油から作られています。
体に石油を取り込むと、それを排泄するには８００度の熱が必要と言われています。
８００度、そんな体温の人はいませんね……。

私が20代に悩まされた手の湿疹は、最初は右手の薬指から始まりました。
私はそれまで首や手や足に出る湿疹に、その右手の薬指で、薬を塗っていたんです。

そこにまた薬を塗り、湿疹はどんどん広がり、そして状態もますます悪化していきました。
つまり、何をやっても治らなかった私の手の湿疹は、
指や手に溜まった、これまで摂った塗り薬を排泄しようとしていた、
そうあとになってわかりました。
《人工的な薬そのものが、老廃物となってしまう。》
残念ながら、薬にはそのようなデメリットがあるのです。

一方ホメオパシーは、自然界にある植物・動物・鉱物などを使います。
それらを天文学的に薄め、その情報だけを残した状態で使います。
人工的なものはもちろん使いません。
ですから、ホメオパシーのレメディーが、
体に溜まって老廃物となってしまうということがないのです。

そしてもうひとつ大事なことをお話します。
それは子供の頃にどんどん打つ予防接種。

これも実は体にとっては、異物となってしまいます。
予防接種を打ったあと、その場所がすごく腫れたという話をよく聞きますよね。
それは、予防接種で異物が大量に入ってきたので、
体は炎症を起こして、その異物を押しだそうとしているのです。
これも体の賢い反応なんですね。

予防接種については、第２章でも触れておりますし、
無料のメールセミナーも配信しています。ぜひ、ご覧ください。

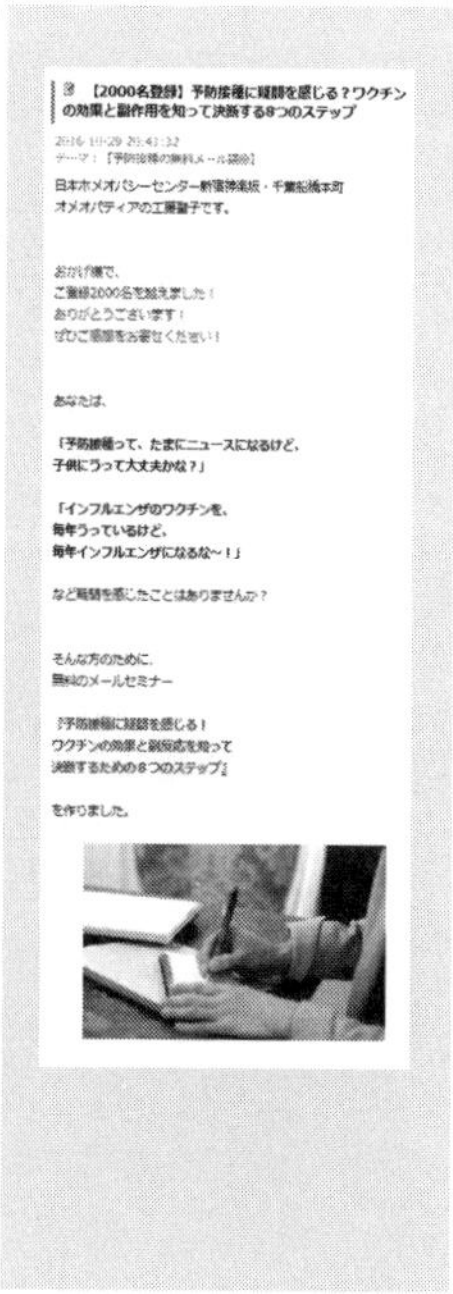

http://ameblo.jp/satokono1979/entry-12034661809.html

《5つめのお話》

痒くても掻いちゃダメって本当？

これまで私がお話してきたことは、今まであなたが思っていたことと、真逆の考え方ではなかったでしょうか？？

・湿疹は老廃物を出しているのだから、アトピーはその湿疹を出し切ったときに良くなる
・薬は老廃物の排泄を止めてしまい、そして薬そのものが老廃物となってしまう

このふたつの考え方に納得できたとき、アトピー肌の〝迷路〟から抜け出すことができるんです。

私はこのことを知り、確信し、アトピー肌から抜けだすことができました。

もしあなたが、まだ腑に落ちないというところがあれば、

このお話を何度も読み返してみてくださいね。

それでは、５つめのお話は、
『痒くても掻いちゃダメって本当?』というお話です。

あなたは、アトピー肌がとても痒いけど、
湿疹を掻き壊さないように、掻きたい衝動を抑え、ぐっと我慢していませんか??
またはお子さんが掻くことを、歯がゆい想いで、止めたりはしていませんか??

これも、私に当てはまります。

武士のような強い自制心で痒さを我慢し、
痒さを紛らわすために、バシバシ叩いたりすることもありました（笑）

でも、まだ皮膚に痒みがあるということは、老廃物を出そうと皮膚が動いているということ。
排泄しなくてはいけない老廃物が、まだ溜まっているということなんです。

「せっかく皮膚が再生してきたのに、掻きこわしてはダメ！」
と思ってしまう気持ちも、もちろんわかります。
しかし痒いということは、その皮膚ももう一度壊れ、
再生する必要があるのです。

特に小さいお子様がアトピー肌だと、夜中に痒がるため、
お母さんは夜中に何度も目を覚まし、
「掻いちゃダメ！」と手を押さえなくてはいけません。
こうして子供もお母さんも寝不足になり、
疲れがたまり、お母さんもついイライラしていまい、
子供に当たってしまう。

そしてお母さんは子供のために一生懸命子育てしているのに、
「私はダメな母親」と自分を責めてしまう……。

アトピー肌のお子さんを持つお母さんとそのお子さんは、このように夜中に「掻いちゃダメ」と手を押さえることで、または夜中にお子さんに「掻いて～」と言われ、夜きちんと眠れない、ということが、とてもストレスになるのではないでしょうか？

しかしこの「掻いちゃダメ！」を「掻きたいだけ掻いていいよ！」に変えられれば、ぐんと気持ちが楽になるはずです。

《掻きたいだけ掻いていい！》そう思えることが、アトピー肌の方が抱えるストレスを軽減してくれるはずです。

しかし肌を掻き壊してしまったあとは、痛みが残ります。
この痛みも実はかなり辛いですよね。

そんなときオススメなのが、カレンデュラのクリームです。
そのほか、お薬を減らしていきたい方に重宝する、クリームやジェルも、私が運営するオメオパティアショップでお取り扱いしておりますので、ぜひお試しください。

『皮膚湿疹に合うクリームとジェル』

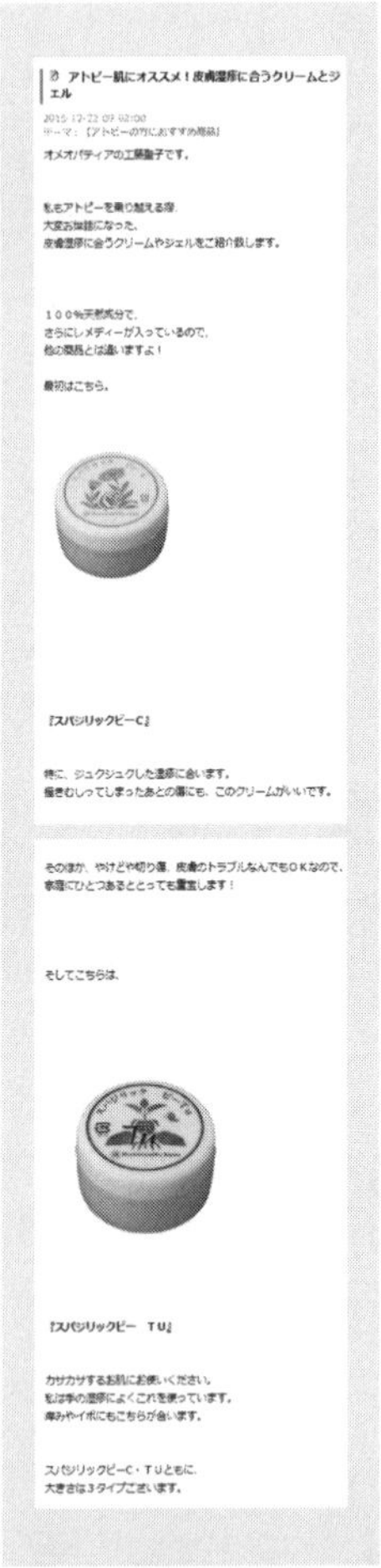
アトピー肌にオススメ！皮膚湿疹に合うクリームとジェル

2015-12-22 07:02:00
テーマ：【アトピーの方におすすめ商品】

オメオパティアの工藤聡子です。

私もアトピーを乗り越える際、
大変お世話になった、
皮膚湿疹に合うクリームやジェルをご紹介致します。

１００％天然成分で、
さらにレメディーが入っているので、
他の商品とは違いますよ！

最初はこちら。

『スパジリックビーC』

特に、ジュクジュクした湿疹に合います。
掻きむしってしまったあとの傷にも、このクリームがいいです。

そのほか、やけどや切り傷、皮膚のトラブルなんでもＯＫなので、
家庭にひとつあるととっても重宝します！

そしてこちらは、

『スパジリックビー　ＴＵ』

カサカサするお肌にお使いください。
私は手の湿疹によくこれを使っています。
痒みやイボにもこちらが合います。

スパジリックビーC・ＴＵともに、
大きさは３タイプございます。

http://ameblo.jp/satokono1979/entry-11911888489.html

カレンデュラ（キンセンカ）が入ったＣクリームは
特に掻き壊したお肌に良いですよ！

その他の、１００％脱石油、１００％天然成分の、
こだわりのクリームや化粧品は、こちらでご覧いただけます。

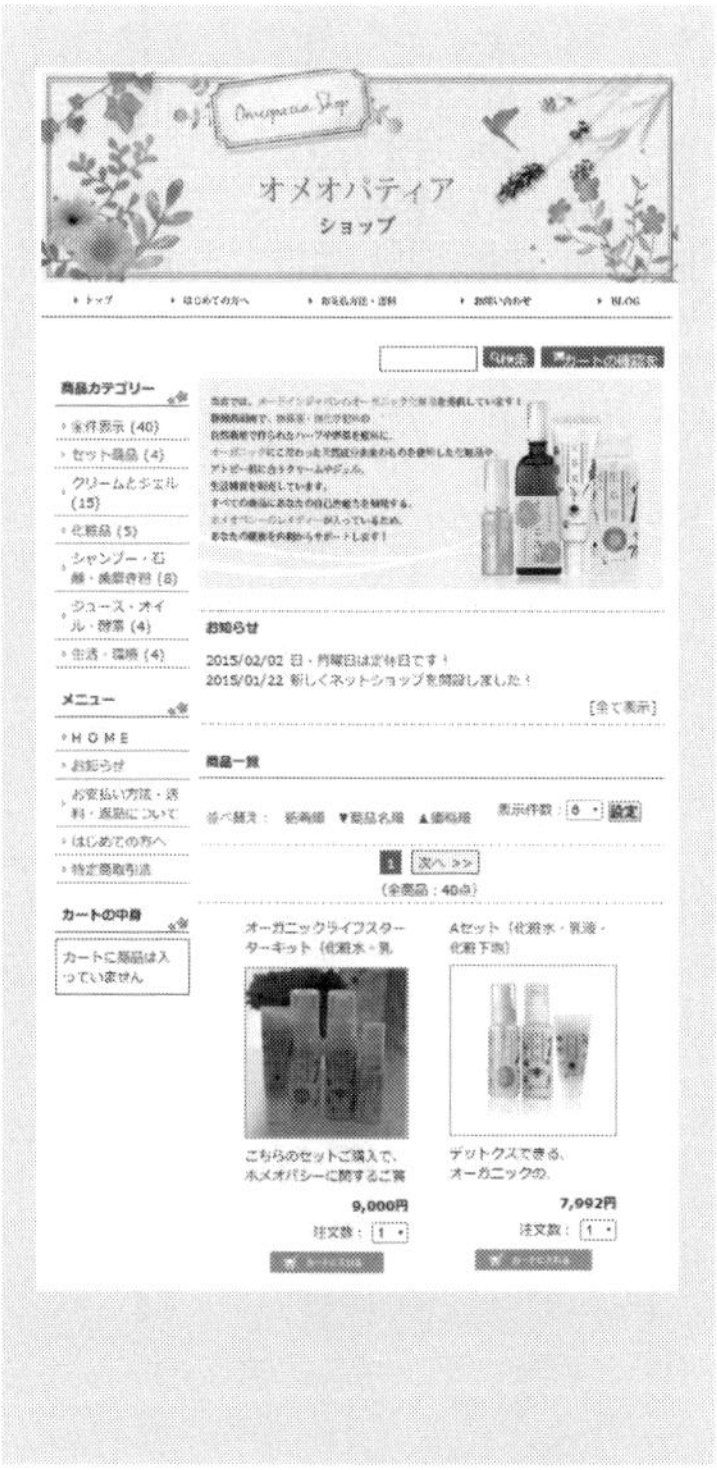

http://omeopatia.cart.fc2.com/

《6つめのお話》

アトピー肌の人は弱い？　それとも強い？

これまでの、《湿疹は老廃物を出している》
《アトピーは出し切ったときに良くなる》
《薬は老廃物の排泄を止めてしまう》
《薬そのものが老廃物となってしまう》
《掻きたいだけ掻いていい》
という考え方は、今までのあなたの考え方とは、
180度違うのではないでしょうか？
考えを180度変えることは、簡単なことではありません。
ときには不安になったり、悩んだりすることもあると思います。
そんなときは、この7つのお話を読み返し、
少しずつ発想の転換をしていっていただければ嬉しいです。

さて6つめのお話は、
『アトピー肌の人は強い？　それとも弱い？』
というお話です。
あなたは、ご自分のアトピー肌を、
自分は健康ではない、自分は弱い、と思っていませんか？
もしくはあなたのお子さんがアトピー肌である場合、
その原因をご自分のせいにされ、
「私がこの子をアトピーという弱い体で産んでしまった」と責めていませんか？
現代に生きる私達は、
私もあなたも含め、みんな体に老廃物をためています。

薬を飲んだことがないという人は多くはないと思います。
予防接種をひとつも打っていないという人もそう多くはないでしょう。
さらに、米や野菜にかけられる農薬や化学肥料、

食品に添加される食品添加物を口にしたことがないという方も、
ほとんどいないと思います。

また空気中にはダイオキシンなどの有害物質の影響もあります。
最近ではさらに、放射能を気にされる方も多いと思います。
昨今増え続ける電磁波の影響を全く受けないという人も
ほとんどいないはずです。

現代に暮らすということは、
どうしても体にとっては必要のないものが入ってきてしまうのです。
残念ながらそのすべてをシャットアウトするには、
山にこもり、仙人のように暮らすしかないかもしれません（笑）

しかし、どれだけ体に影響を与える有害物質を体に取り入れてしまっても、
体にその老廃物を押し出す力があれば、それほど気にすることはないのです。

つまり、あなたやあなたのお子さんが、
〈その老廃物を押し出す力があるかどうか〉が大事なのです。

実はアトピー肌の方は、皮膚から湿疹を出す、
つまり体から老廃物を押し出す力がある、強い人なんです！
体にずっと老廃物を溜めているより、皮膚から出しているほうが、
よっぽど強く健康なんです。

そう考えられると、心が楽になりませんか？？

私の息子も生後すぐに湿疹が出始めました。
もちろん私のアトピー肌が息子にも遺伝してしまったと、
最初はとても悔やみ、そして自分を責めました。
しかしホメオパシーを始め、その考えは一気に吹っ飛んでしまいました……。

息子は湿疹を出し切ると、
羨ましいほどとってもきれいなツルツルのお肌になりましたよ。
冬に乾燥してカサカサするということも全くありません。
そんな変化がわかる記事がありますので、
ぜひご覧ください。

『膝裏の湿疹』

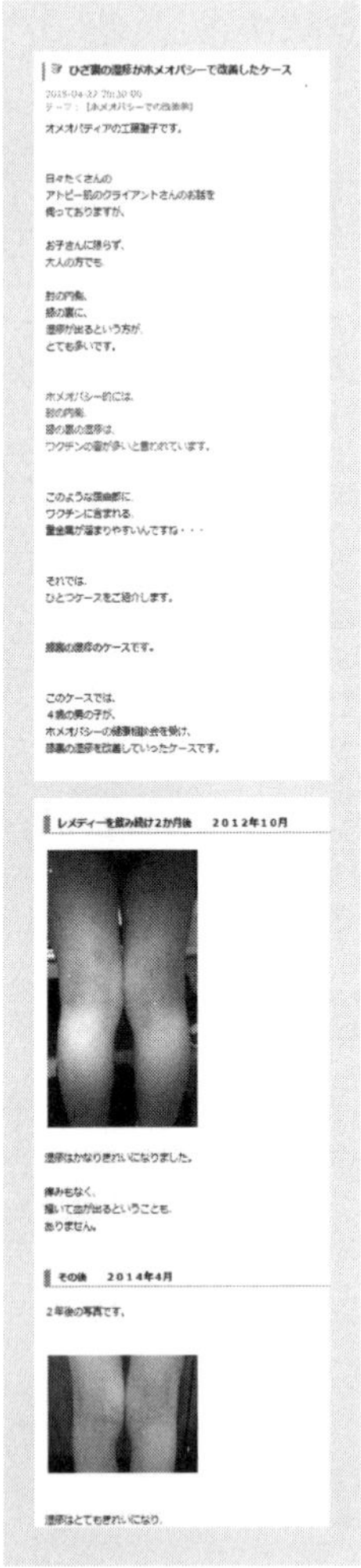
ひざ裏の湿疹がホメオパシーで改善したケース

テーマ：【ホメオパシーでの改善例】

オメオパティアの工藤聡子です。

日々たくさんの
アトピー肌のクライアントさんのお話を
伺っておりますが、

お子さんに限らず、
大人の方でも、

肘の内側、
膝の裏に、
湿疹が出るという方が、
とても多いです。

ホメオパシー的には、
肘の内側、
膝の裏の湿疹は、
ワクチンの害が多いと言われています。

このような屈曲部に、
ワクチンに含まれる、
重金属が溜まりやすいんですね・・・

それでは、
ひとつケースをご紹介します。

膝裏の湿疹のケースです。

このケースでは、
４歳の男の子が、
ホメオパシーの健康相談会を受け、
膝裏の湿疹を改善していったケースです。

レメディーを飲み続け２か月後　２０１２年１０月

湿疹はかなりきれいになりました。

痒みもなく、
掻いて血が出るということも、
ありません。

その後　２０１４年４月

２年後の写真です。

湿疹はとてもきれいになり、

http://ameblo.jp/satokono1979/entry-11565486720.html

《アトピー肌は、本当は押し出す力のある強い人》
今からそう考えて、アトピー肌に自信を持ってくださいね。

《7つめのお話》
アトピー肌を嫌っていませんか？

6つめのお話《アトピー肌は、本当は押し出す力のある強い人》
いかがだったでしょうか？
最初は「アトピーは強い人」とは思えないかもしれません。
しかし、これは本当なんです。
アトピーを乗り越えたとき、必ずそう思える日がやってきますよ。

さていよいよ最後のお話です。

最後は心についてです。

あなたはアトピーを嫌っていませんか？
アトピー肌って痒いし、掻きすぎると今度は痛いし、
痒くて眠れないことも多いし、さらに人に見られてしまうし、
もう辛いことがたくさん！！

しかも痛いことに対しては
「かわいそう」と周りの理解は得られても、
痒いことに対しては「我慢しなさい」と言われてしまう……。

でも、『痛くも痒くもない』という言葉があるように、
〝痒い〟も〝痛い〟と同じように辛い症状なんです。
私が何年も経験したので、よくわかります。

正直に言えば、
私はそんな湿疹が出続ける痒くてたまらない自分の手を、

「私をどうしてこんなに苦しめるの？」

「もうこんな手、切り落としたい！」本気でそう思っていました。

それくらい辛かったのです……。

でもホメオパシーに出会い、湿疹は老廃物を出している、
だから湿疹は出し切ったほうがいい。

湿疹は体から老廃物を出し、
きれいな体にするために、
より深い病気にならないようにするために、
犠牲となって一生懸命排泄してくれているのだ。
そうわかったとき、この手がとても愛おしくなったんです。

私はこのことに気づいたとき、私の手に、
「ありがとう！　ありがとう！　今まで粗末に扱ってごめんね！
切り落としたいなんて思ってごめんね！
この手があるから、不自由なく生活できるんだよね。
本当にありがとう！」
と手を撫ぜながら、そう優しく声をかけました。

人は痛みや痒みがあると、
どうしてもその場所を呪い、嫌ってしまいます。
しかし体は、その命を守るため、一生懸命、
体・そして心に溜まった老廃物を出してくれているのです。
症状を出してくれているその場所は、
自ら犠牲となって、あなたを守ってくれるありがたい存在なのです。

今すぐにはそう思えないかもしれません。

心から「ありがとう！」と声をかけるのは、難しいかもしれません。

でも必ずいつか、あなたはそのアトピー肌と和解し、
その肌を愛することができるようになる日が訪れます。
必ずいつか、アトピーになったことに感謝でき、
笑って話せる日がやってきます。

今はとても辛いけど、
〈アトピー肌は、あなたの体を守ってくれるありがたい存在〉
そう信じて、今日は寝る前に、そっと
「今まで嫌ってごめんね！　いつもありがとう！」
と声をかけてみてくださいね。

そしてあらゆる症状の根本には、
インナーチャイルドが深く関わっています。（詳しくは第４章でお話しています）

とくに大人のアトピー肌は、心と深く結びついています。
それは、あなたがぐっとこらえた怒りかもしれません……。
それは、あなたが抑え込んだ悲しみかもしれません……。

私たちホメオパスは、
そんな心の問題を探っていくということを、
健康相談会で行っています。
ぜひ一度お試しくだされぱと思います。

健康相談会を受けてみたいという方はこちらをご覧下さい。
全国にホメオパスがいます。

日本ホメオパシーセンター本部
http://www.homeopathy-center.org

７つのお話はこれで終わりです。
いかがだったでしょうか？
アトピー原因と対策、おわかりいただけたでしょうか？
ぜひもう一度この７つのお話を読み返し、
心に落としていっていただければ嬉しいです。

第1章　私のアトピー体験談

デブでブスで汚い子でした

1979年3月5日　札幌。

母が言うには、私の肌はツルツルきれいで、生まれてきました。

それが1歳を過ぎた頃から、いつもほっぺは赤くてガザガザ、鼻はズルズルビガビガ。

おまけにぽっちゃり体形。お世辞にも、きれいで可愛い子ではなかったようです。

父に何度も言われてよく覚えている出来事があります。

私が3、4歳の頃でしょう。私には4つ年上の姉がおり、母譲りで顔もきれい、体もほっそりして、きれいなかわいい子でした。

そんな母と姉を見た、父の同僚が、「奥さんもお嬢さんも、細くてきれいですね！（私を見て申し訳なさそうに）この子は、んー、まだ小さいから。これから変わっていくのかな⁇」

お世辞にもきれいと言えないほどの有様だったのでしょう……。将来に期待しましょう的なまとめ方をされてしまいました。

しかも父方の祖母から代々伝わる、超遺伝子の強い、だんごっぱな。

私も多分に漏れず、立派なだんごっぱなで、さらにぽっちゃり体形。家族の間で私は〝豚さん〟という扱いでした。食卓に豚肉が上がると、「共食いだね」なんてからかわれ、それが嫌と言えず、お調子者の私は、それをおもしろおかしく誇張しておどけていました。

本当は嫌だったのに、言えなかったんですね。

毎日の耳鼻科通い

ほっぺは赤くてガサガサ、鼻はズルズルビガビガ、そんな私を母は毎日のように、耳鼻科に連れて行ってくれていました。私も今でもその頃のことをなんとなく覚えています。

耳鼻科で何をされていたのかは覚えていませんが、その耳鼻科のお医者さんが、耳が大きくて鼻が長い顔、そのうえ当然耳鼻科の処置をされて痛かったのだと思います。私はその当時、そのお医者さんのことを、悪魔とか悪い魔法使いだと思っていました。そのお医者さんの顔が怖くて、処置が怖くて、いつもワンワン泣いていたように思います。

それでも母は、私のガザガザやビガビガを治したくて、雨の日も雪の日も、ときにはタクシーに乗って、私を耳鼻科へと連れて行ってくれたのでした。

母は必死で、私の病気を良くしたい、その一心で、私を毎日のように病院に連れていってくれていました。世の中のお母さんは、子供のためにと誰でもそうしていることでしょう。

しかしある時、その病院の看護婦さんが、私の顔を見て言ったそうです。

「この子は、ひどいね〜」その一言に母は切れました。

「今日初めてこの病院に来て、ひどいね〜ならわかる。でも毎日この病院に来て、治療してもらっているのに、その病院のあんたが、ひどいねってどういうことだ！　毎日治療してもらって何にも治ってないいってことじゃないか！」と。

それから母は病院通いをやめたそうです。

つまり何にもしないでほったらかし。今思えば、それが私にとってはとても良かったんですけどね。それはのちのちお話ししたいと思います。

独立心旺盛だった幼少期

母は私が生まれて1か月くらいで、自宅で子供にピアノやエレクトーンを教えていました。月曜から土曜、昼過ぎから夜7、8時まで、生徒は途絶えることなく、レッスンは続き、ご飯の支度や私の面倒は、自転車で5分くらいのところに住んでいる、父方の祖母（強い遺伝子のだんごっぱなのあばあちゃん）がしてくれました。

そして毎週水曜日は、バスと地下鉄を乗り継いで、4、50分かけて、市の中心にある音楽センターでピアノのレッスンを受けに行っていました。

そんな忙しい母ですから、私は小学校1年生の頃から、自分一人でバスと電車を乗り継いで、音楽センターに通っていました。

一方父は、小学校の国語の先生でした。

とても教育熱心で、こどもたちのため、教育のためと情熱を燃やし、それはそれは真面目に一生懸命、仕事に取り組んでいたようです。そのため、父が子供たちにする授業は、全国から先生たちが研究のために見に来るほど評価の高いものでした。

通知箋ともなると、一人一人の評価を真剣に考え、コメントもああでもないこうでもないと、何度も書き直し、何日も徹夜をして書き上げるという父でした。

当然いつも帰りは遅く、私が平日に父に会うことはほとんどありませんでした。

何度かきいた話ですが、ある朝、たまたま父が時間があり、幼い私と遊んでくれたそうです。

そして父が出勤のため家を出るとき、私は父に、「バイバイ！　また遊びに来てね！」と言ったそうです。

父も毎日帰りが遅く、家にいても仕事をしている。

母も自宅でずっと仕事をしている。

姉は４つ年が離れていて、あまり遊び相手にはしてくれない。

そんな環境の中、私の相手をしてくれるのは、唯一おばあちゃんだけでした。

毎週土曜日になると、私はおばあちゃんの家に泊まりに行き、少し大きくなり自分で自転車に乗れるようになると、日曜の朝におばあちゃんと一緒に、近くの空港や大きな公園に遊びに行き、帰ってきてお昼を食べ、夕方になると父と母が車で迎えに来て、少し離れたスーパーに買い物に行き、そのまま私は家に帰るというのが習慣になっていました。

そんな幼少期を過ごしたためか、昔っから私は家にあまり寄り付かず、友達の家を泊まり歩いたり、一人でどこにでもでかける、そんな女の子でした。

（20歳の頃は、留学機関に一切頼ることなく、誰にも語学を習わず、ただＮＨＫのラジオ講座で勉強して、イタリアに留学してしまったほどです……）

常に疑問を抱いていた少女期

父いわく、小学校に入る頃には、私はいつの間にかほっそりしていたそうです。

小学校の入学式の写真を見ると、ほっぺは若干赤いものの、鼻はまあまあきれいです。

（母が病院通いをやめ、放っておいてくれたからでしょう……）

それでも、時々私は湿疹や鼻炎に悩まされていました。

小学校の高学年の頃、冬だったように思います。足の脛《すね》に丸い湿疹ができました。少し分厚くて盛り上がっていて、ちょっと痒みもあります。

独立心旺盛な私は一人で、近所の皮膚科に行くことにしました。

その皮膚科は何度か母とも行ったことがあり、勝手は知っています。あまりしゃべらない女医さんであることも知っていました。

何分かを待合室で過ごし、いよいよ診察の時間。

私はその女医さんに、足の脛にできた丸い湿疹を見せました。

するとその女医さんは、軽く湿疹を見たあと、「薬を出しますね」と一言だけ言いました。

でも、小学生の私はそれでは納得できないわけです。なぜこの湿疹ができたのか？ それを教えてもらえなければ、私の身体に何が起こっているのかわかりません。

私は、「これはなんなんですか？」とその女医さんに尋ねてみました。すると返ってきた答えは、「これは突発性湿疹です」。

突発性湿疹。つまり突然できた湿疹という意味です。

私は内心、「いやいや、突然できた湿疹なんて、湿疹の持ち主である私が一番よく知ってるし。だから、なんで突然湿疹ができたのか？ それを聞きにきたんですけど」

内心そう思っているものの、さすがに小学生の私はそれ以上突っ込むことはできず、ただ薬だけをもらってすごすごと帰ってきました。

どうして、私の足の脛に突然湿疹ができたのかわからないまま……。

この出来事は今でも鮮明に覚えています。

私の西洋医学やお医者さんに対する疑問は、この時芽を出したのだと思います。

慢性副鼻腔炎に

その原因は第2章で詳述しますが、私は中学校3年生には、花粉症と慢性副鼻腔炎になってしまいました。鼻づまり、鼻水、鼻の奥に膿が溜まって、それによる頭痛。

お医者さんに「慢性副鼻腔炎です。一生治りません」というようなことを言われたときには、それはそれはショックでした。

お医者さんに鼻を見てもらい、「見事なあおっぱなですね」と言われた時には、内心「いやーそれほどでもー」と、照れたくらい。

それでも耳鼻科で抗生物質を出してもらえば、数日で症状は良くなりました。

そのことは自分でわかっていたので、お医者さんに、薬を2週間分出しますねと言われて、「3日分で結構です」なんて断ることもありました。

その頃は、中学生や高校生ですから、私の生意気な態度に、お医者さんも少々驚いていていました。それくらい言いたいことははっきり伝える、そんな性分だったと思います。

その後も、鼻炎はよく繰り返していました。その度に病院に行って薬をもらう日々。

扁桃腺が腫れることもよくありました。

湿疹の方は相変わらずで、首や足、おしりと、湿疹が出ては、薬を塗り、湿疹は消え、またしばらくすると湿疹ができ……というサイクルを繰り返していました。

どうしても治らなかった手の湿疹

私は大学に入り、4年生の1年を休学し、イタリアに留学。

一年後日本に戻り、大学の最後の1年を終え、私は就職という道を選ばず、たまたま伺った知り合いのイタリアンレストランの紹介で、留学時代に学んだイタリア語を活かして、イタリア語の講師を始めました。

語学の講師ですから、もちろん水仕事はありません。ペンを持ってホワイトボードに字を書いたり、印刷したプリントや教科書を扱うだけで、特に手に負担がかかるようなことはありませんでした。ただ今思うと、生活はかなり不規則でした。

授業があるのは、最初の頃は週1、2回のみ。その後自分でイタリア語教室を始め、生徒さんが増えたので、週5日は働いていましたが、主に働くのは夜がメイン。

夜遅くに帰ってきて、夜中に食事をし、(しかもご飯とチンした唐揚げだけとか)夜中の1時、2時に寝て、朝9、10時に起きる、そんな生活をしていました。

そんな生活を始めて1年くらい経った頃。

右手の薬指のわきから、水泡が出るようになりました。

その水疱は、夜中にじわじわ湧きあがるらしく、夜中に痒みで目が覚めます。その頃は痒くても我慢するというクセがあったので、ゴシゴシこすったり、バンバン叩いたりして、やり過ごしていました。そして朝目が覚めて、右手の薬指を見ると、ぶつぶつと中に水が溜まったような発疹がいくつもできていました。そしてその水泡がつぶれると、中からなにやら液体が出てきて、皮がむけ、湿疹が広がり、そのふちにさらに水疱ができ、また広がっていくという繰り返しでした。

その痒みに耐えきれなくなったとき、私は近所の皮膚科に行きました。

小学生の頃に見切りをつけた女医さんのところではなく、隣の駅のあまり混んでいない、待ち時間が短くて済みそうな皮膚科を選びました。

すぐに診察の時間になり、診察室に入ると、そこのお医者さんは、おじいさん先生でした。

そして私の手を見るなり、「んーなんだろうねー」と言って、私の湿疹の一部の組織をこそぎ取り、顕微鏡でその組織を見てくれました。

「んー。菌はいないようだねー。なんだろう。わからないな」と言って、ステロイドを出してくれました。

今振り返ってみると、このおじいさん先生が一番親切で正直で、一番私に向き合って下さった先生でした。しかしその時の私は、「なんで原因がわかんないの!? 患者さんの少ない、人気のない、おじいさん先生だから、よくわかんないんだな」そう思っていたのです。

原因も理由もわからず、探し回った〝良いお医者さん〟

そのおじいさん先生にもらったステロイドは最初はよく効きました。

湿疹が消え、痒みも収まり、快適に過ごすことができました。

しかし……。

ステロイドを何回も使ったことのある人はよくご存じだと思いますが、しばらくするとそのステロイドは効かなくなります。私も1、2か月経つと案の定、そのステロイドは効かなくなりました。

そもそもこの手の湿疹がなんであって、原因もわかっていません。

この湿疹がなんであって、原因はどこにあるのか、それを突き止めなければ、解決のしようがありません。

私はおじいさん先生ではなく、もっと町中の、名医を探して、その先生に診ていただこうと思いました。そしてインターネットで探した、町中にある立派な病院を訪ねてみることにしました。実際に行ってみると、とても立派な建物で、病院の中も見新しく、いわゆる〝流行っている病院〟のようでした（今考えると、こういう病院こそ当てにならないとわかるのですが、その時は私もまだまだ未熟でした）。

それなりに待合時間は長かったように思います。しばらく待ち、診察室に入ると、若い男の立派そうなお医者さんが座っていました。そのお医者さんは、私の手を見て、こう聞きました。

「お仕事は何をされていますか？　水仕事はありますか？」

「いいえ。講師をしているので水仕事はしません」

「家で食器洗いをすることはありますか？」

「実家暮らしなので、ほとんどしないし、食器を洗う時はゴム手袋をします」

「料理はしますか？　魚をさばいたり、素手で何かをすることはありますか？」

「いいえ。それはありません」

そんな質問と応答をいくつか繰り返したように覚えています。

お医者さんの言うことに、私の症状は何ひとつ当てはまらず、結局この手の湿疹の原因はなんであるかはわからないまま、またしてもステロイドが処方されました。

ここで、また私の疑問は大いに膨れ上がるのです。

お医者さんの質問は、外の原因を聞くばかりで、湿疹の原因は外側にある、そういう主旨のものでした。しかし、先生の質問に私が当てはまる項目は皆無でした。そして私は先ほども書いたように、湿疹は手の内側から湧きあがるような感覚があり、湿疹の原因が外側にあるとはとても思えなかったのです。

「あー、この病院もダメだったか……」

そうして私はがっくり肩をおとし、新しく処方されたステロイドだけをもらって帰路についたのです。

あるおばあさんとの出会い

またしても病院選びで失敗した私は、今度は親戚を頼ってみることにしました。母方の親戚にはお医者さんや薬剤師さんが多く、良い病院を紹介してもらうことにしたのです。

母の親戚は、隣の市でまさに皮膚科で開業しています。その親戚に、札幌の評判の皮膚科を紹介してもらいました。

今度はプロに紹介してもらった皮膚科です。

「今度こそ、この湿疹の原因がわかり、根本的な解決ができるかも！」そう期待で胸をふくらまし、札幌駅前にある、患者さんがたくさん並んで待っている皮膚科に行きました。

その皮膚科はご夫婦でされているらしく、このとき診て下さったのは、ご主人でした。

私の手を触り、「汗をかいているね。汗をかきやすいことが原因かもしれないね」そうおっしゃり、薬を出してくれました。

このときわかったのはそれだけ。

「紹介で来ました」と伝えなくてはと、緊張していたから汗をかいていたけど、別に汗をかきやすいタイプではないし。

またしても、私の期待は裏切られてしまいました。

このとき、うすうす、行く病院がだめなんじゃなくて、西洋医学では解決できないのではないか、そう思い始めていました。

「またダメだったよ」そう母に伝え、がっかりしていた私に、母はある人に会わせたいと、一人のおばさんと会うようにすすめてきました。

その頃の私は、まだ不規則で、お粗末な食事を続けていました。

そしてそのおばさんが私に言ったのは、食事や生活の改善でした。

そのおばさんも、若いとき、私と同じような湿疹に悩まされていたそうです。

そしてその湿疹は全身に現れ、たいそう苦しく、1か月も入院したこともあったそうです。

しかし病院での検査もむなしく、原因はわからず、湿疹もよくなることもなかったそうです。

その後生活や食事を見直し、食品表示をみて、添加物の入っているものは食べない、外食はしない、お日様と一緒の時間で生活する、など色々なことに気をつけ、ご自身でその湿疹を乗り越えられたそうです。

そのとき60歳くらいと言っていたと思いますが、そんな年には見えないほど、真っ白で透き通るようなお肌で、とても湿疹に悩んでいたとは思えないほどきれいな肌をされていました。

それから私は食事や生活に気をつけるようになりました。

手作りのお弁当を持参し、７時に始まるイタリア語の授業の前に夕飯を済ませ、９時過ぎに授業が終わったあとには、何も食べない。

なるべく朝はお日さまとともに早く起きる（これはあまり実行できませんでしたが…）。

それから、手が痒いときは、大根を切ったもので、掻くといいよと言われ、ベッドのそばにお皿にのせた大根を置き、夜中にそれで掻くということもしていました（根拠はわかりませんが、案外、良かったです）。

その頃は、右手の薬指に出始めた湿疹は、中指、人差し指、親指にまで広がり、手のひらにも水疱はできていました。

それに加え、１か月おきに鼻炎による頭痛と熱に襲われ、体調は絶不調でした。

それなのに、食事も生活も怠惰な生活を送っていた私は、猛反省。

食べたものが体を作るという基本を知り、生活を改めていきました。

乗り越えられなかった湿疹

それでも私を容赦なく湿疹は襲ってきました。

右手全体に広がっていた湿疹は、ついには左手にも出始めていました。湿疹の出ている指はすべて腫れあがり、指をまっすぐには伸ばせない状態。爪も波をうち、ボロボロでした。

そしてその湿疹から、黄色い汁がタラタラ流れ落ちるようになっていました（写真）。

本当にそれは、見ているだけで、じわじわと黄色い液が指から沁み出し、流れ落ちるのです。

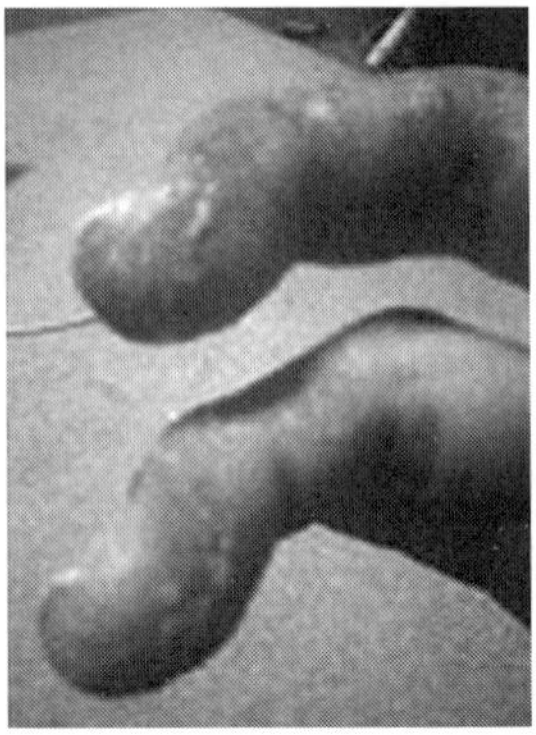

それを見た母は、「それが出終わったら、湿疹治るんじゃない？」と言いました。

確かにそうかしれないなと思った私は、タラタラ流れ落ちる湿疹をしばらく放置していました。包帯を巻いても、あっという間に包帯が黄色く染まってしまうほどでしたが、それを1週間は続けていたとおもいます。

しかし、どんなに待っても、その黄色い汁が終わることはありませんでした。

今思えば、私にその湿疹を乗り越えるほどの自己治癒力がなかったのです。

それまでたくさんのステロイド、抗生物質を摂りすぎていて、体も臓器もボロボロ。炎症を乗り越えて、湿疹を終わらせる基礎的な体力がなかったのだと、今の私にはよくわかります。

とうとう私は、その黄色い汁がタラタラこぼれ落ちる状態で、再び、あの駅前の病院に向かいました。

そのとき対応してくれたのは、奥さまの方のお医者さんでした。

「どうしてこんなになるまで、放っておいたんですか！」

と、大きな声で叱られてしまいました。

私はその場で看護婦さんに薬を塗られ、そしてその上から包帯をしてもらいました。

今思えば、最強のステロイドだったのだと思います。

ほんの数時間して、その包帯を取ってみると、皮膚はすっかりきれいになっていました。

ステロイドの即効性に、ただただ驚き、やっぱり薬はすごいな～と思った瞬間でした。

「そうか！　先生もわからないんだ！」と悟った24歳

しかしやっぱりいずれ、そのステロイドも効かなくなるときが来ます。あまり行きたくはないけれど、やっぱり痒みで辛いため、私は再びその駅前の皮膚科に足を運びました。

「どうしてここ（薬指）は湿疹ができるのに、ここ（小指）には湿疹はできないんですか？」

「それは洗剤をここに垂らすからです」

「なぜこの指の間に湿疹が出るのですか？」

「それは手に垂らした洗剤が、指の間を流れるからです」

「私は洗剤を使う時は、そもそも手袋をします。手に直接垂らすことはありません」

「そんなこと言ったってね！　私だって冬になったら手は荒れます!!!」

私のなげかける質問に、その女医さんはとうとう痺れを切らして、怒鳴ってしまいました。

何度も書いていますが、私の湿疹は内側から湧きあがる感覚があり、湿疹の原因は外にあるとは到底思えません。全く納得のできない私は、怒りすら覚えて、帰ってきました。

そしてあることに気が付いたのです。

「どの病院に行っても、答えに大した違いはなかった。

そしてとうとうあの女医さんは私の質問にキレてしまった。

あ！　そうか！　お医者さんも湿疹の原因はわからないんだ！」

どれほど良いと言われる病院をめぐっても、得られる結果はどこも同じ。

結局、お医者さんは湿疹の原因はわかっていないし、西洋医学では解決できないのだと、若干24歳だった私は気付いてしまったのです。

振り返ってみれば、一番最初に行った、隣駅のさびれた皮膚科のおじいさん先生の「よくわからないねえ。細菌性ではないみたいだね」。そうおっしゃってくれたことが、一番率直な回答でした。

西洋医学を諦め、漢方へ

西洋医学では、湿疹の原因はわからないし、根本的な解決はできないとわかった私は、それ以外に方法がないかと、常にアンテナを張って過ごしていました。

そんなとき、大学時代のお友達が、青森にあるとあるクリニックを紹介してくれました。そこではOリングテストという代替医療で体を診て、それに合わせた漢方を処方してくれるクリニックでした。

ちょうどお付き合いしていた彼（今の夫）の実家が青森で、度々青森には出かけることがあったので、4、5回はそのクリニックに通ったと思います。

漢方のお薬がなくなれば、自分の写真を送ると、また新たな漢方を送って下さいました。

そのお医者さんは、病気を引き起こすのは細菌やウイルスで、電磁波が治癒を阻害しているから、あらゆる電磁波をカットする必要があるという考えでした。

それからはその先生がおっしゃるように、電磁波をカットする塗料が塗られた紙を、電気製品に貼ったり、衣服の表示があまり良くないらしく、それをすべて切り取るということもやりました。私も湿疹を治したい一心で、良いと言われることはことごとくやっていました。

漢方を摂っている間は、少しは体調はよかったように思います。その頃は生活も食事も見直していたので、1か月おきに体調を崩すということも、もうありませんでした。

しかし、手に出る湿疹が、根本的に解決するということはありませんでした。

もうその頃には、あらゆるステロイドを使い尽くしていて、どんなステロイドを使っても、湿疹が収まることはなく、ダラダラ続く湿疹と痒みに、

「いったい、いつになったら治るんだろう。なぜこんな湿疹が出るんだろう」

そんな想いや疑問、不安はぬぐいきれないままでした。

そんな折、母がこう言いました。

「女は出産すると、悪いものを全部体の外に出すから、子供を産んだらその湿疹も治るんじゃない??」

「そうか。そんなものなのか」と私も将来の可能性に、少し希望を持ちながら生活していました。

そんな母の予想は、また違った形で的中するのですが、それはもう少し先のお話です。

出産が怖かった独身時代

女性なら誰もが一度は抱いたことがあると思うのですが、私は出産に怖いイメージを持っていました。生理痛の10倍痛いとか、鼻からスイカを出すくらい痛いとか、そんな恐ろし

い話ばかり聞いていて、お産は痛くて苦しいものとずっと思っていました。そして人だかりを見ると、この人の分だけ誰かが痛い想いをしたんだ、なんて恐ろしんだろう、いずれ自分も経験するだろう出産に対して、恐怖しか抱いていませんでした。

そんなある時、20代前半だったと思います。

母が私に一冊の本を渡して、「この本いいから、読んでみな」と言いました。

その本は三砂ちずる先生の「オニババ化する女たち」。

面白そうなタイトルです。

母はよく私に本を勧めるのですが、ザーと一気に本を読んでしまう母に比べ、私は読むのが遅くて、母から勧められる多くの本は実は読めていません。でも、この「オニババ化する女たち」は、これからの生き方を迷っていた私にとって、何かの参考になるかと思い、読み始めてみました。

そして、そのときの私にとって、その本は衝撃となりました。

昔は女性は、パンツを履いていなかったから、当然ナプキンもせず、生理の時は丸めた綿を股につめて、経血はトイレで出していた、とか。

今の紙ナプキンができてから、子宮筋腫や卵巣嚢腫といった女性の病気が増えた、とか。

そしてこれが一番衝撃だったのですが、お産は病院の分娩台で産むから痛いのであって、そもそも昔のように家で産めば、大して痛いものではない。そんなように書いてあったと思います。

「そっか。そういうことか。じゃあ私は痛いのが嫌だから、自宅出産をしよう」

そんなふうにおぼろげながら想い、独身時代を過ごしていました。

いざ、自宅出産へ

生まれてからずっと過ごしていた札幌を離れ、結婚し、私は夫が働く栃木県宇都宮市へ引っ越しました。それから約1年後、待望の妊娠。すぐにやってきたつわりが落ち着いた頃、市内の図書館へ行きました。そこでふと目にとまり、たまたま手にした本が、自宅出産のバイブルと言われる『分娩台よ、さようなら』。

これを読んで、大いに悩んだ末、私は自宅出産する道を選びました。

今振り返ると、ここから私がホメオパシーに出会うまでは、すべてまだお腹にいた息子が采配していたように思います。

宇都宮で自宅出産の介助をして下さる助産師さんを見つけ、安心していた頃、なんと夫に東京への転勤の辞令がおりました。引っ越し先の社宅の住所は千葉県。妊娠中の私はたった10日間で引越しの準備を済ませ、千葉へ引っ越しました。

そしてまた新たに、助産師さん探しの始まりです。

全くと土地勘のない、誰一人友達もいない千葉県。そこで私が情報を収集するにはインターネットしかありませんでした。

そして、ネットでたまたま探し当てた助産師さんが、私にホメオパシーを教えてくれた人でした。

「怪しいな、ホメオパシー」

私が初めてホメオパシーという言葉を目にしたのは、ある女優さんの妊娠の本でした。

そこには「ホメオパシーとはヨーロッパで生まれた自然療法で、レメディーと呼ばれる砂糖玉を口にし自己治癒力を触発することで、症状を改善する」ということが書いてあったと思います。

無事に自宅出産をすることができるなら、なんでも取り入れたい！と思っていた私は、なぜかこの時は「これはいいや！」とホメオパシーは全くスルーでした。

しかし、出産が近づいてきた妊娠後期のある日。助産師さんがホメオパシーのレメディーキットを持ってきてくれました。

「全然、赤ちゃん降りてこないし、陣痛来る気配もないから、このレメディーを一粒ずつ3日間飲んで」そんなことを言ったと思います。

「え？　こんなちっちゃなもので、なんか変わるの⁉」それが私の最初の感想でした。

そしていよいよ迎えたお産の日。

陣痛から出産までかなり早く進んだようで、息子はへそのおを、首にまきつけ、墜落出産気味で産まれてきました。息子が生まれた瞬間の緊迫した助産師さんの様子……。泣かない息子……。

私は「もしかしたら、ダメかもしれない」そう覚悟しました。

そのとき、助産師さんはどんどん息子の口にレメディーを入れ、私の口にも何か放りこまれました。やがて息子が泣き出し、安堵したことを覚えています。

今思えば、レメディーの効果だったように思いますが、後陣痛といって胎盤を出すときの痛みも「え？　もう胎盤でたんですか？」というくらい痛みはありませんでした。

へそのおが巻き付いて生まれてきた息子ですが、その後、夜泣きすることもなく、良く寝て、良くおっぱいを飲んでいたのも、レメディーのおかげだったかもしれません。

助産師さんが、「あんな産まれ方したのに、こんなに穏やかなんて、普通はないよ」とおっしゃっていましたが、そのときの私は「ふーん。そうかな」それくらいの感覚でした。

怖れていた息子の湿疹

息子が生まれて2、3週間経ったころだと思います。

検診のために来てくださった助産師さんが、息子の頬の下のほうにできた小さな荒れを見て、こう言いました。

「あー、この子アトピーだね」

どれほどショックだったかわかりません。

これまで私は、どれほど湿疹に悩まされてきたでしょう。その苦しみを、息子も味合わなければいけないなんて!!!

その場で助産師さんは、ホメオパシーの製品が載ったパンフレットを広げ、これとこれとこれ買ったらいいよ。合わせてこの本も買うといい。そう言いました。

でもその合計額といったら、目が飛び出るほどの高額です。「いやあ、そんなお金どこにもないし、何かもわからないもの買えるわけない……」そう思っていた私ですが、たまたまその日家にいた夫が、私が考える暇もなく、勝手にネットで注文していました（いっつも仕事で忙しくてそばにいてくれない夫なのに‼）。

幸い本家の長男として生まれた息子は、家族や親せきからたくさんのお祝いをいただいていたので、そのお祝い金から数万円のレメディーキットの代金を支払うことができました。

普通は、ホメオパシーについて知り、勉強し、自分の意思でホメオパシーライフをスタートする人が多いのですが、私の場合、ホメオパシーを始めるきっかけが、自分の意思とは無関係に、いきなり〝現物支給〟という、とても珍しい形でのスタートとなったわけです。自分の意思では始めなかったんでしょうけどね。

初めてのホメオパシーヒット体験

ホメオパシーのレメディーキットが家に届いてしまったからには、もう使うしかありません。

ある日、お肉などをちょっと食べすぎてしまい、お乳が張って乳腺炎のようになりました。

助産師さんに電話をすると、「キットからナックスボミカを取って、おっぱいをあげな」という指示がありました。早速私は、36種類もレメディーが入ったキットの中からナックスボミカという名前のレメディーをようやく見つけだし、一粒取り出し、飲んでみました。

そして、すぐに息子におっぱいをあげてみました。

すると……。

ドクドクドクと音を立てるように、胸の塊がとれ、息子がおっぱいを飲み、しこりと痛みが取れてしまいました。それはほんの数秒の出来事でした。

あまりの即効性にビックリ！

私が初めてホメオパシーのレメディーの効果を体験した瞬間です。

ホメオパシーのレメディーが効果を発揮することを〝ヒットする〟とよく表現しますが、まさにその体験でした。

その経験から私はホメオパシーがすっかり楽しくなってしまったのです。

あーそうだったのか！　やっとわかった！

それから私はキットと一緒に届いた『ホメオパシー　IN　JAPAN』という本を読み始めました。「ホメオパシーって一体なんなんだろう。知りたい！」そう興味を抱いたのです。

読み始めたその本で、私は長年抱いてきた疑問の答えを見つけたのです！

「症状は、体に溜まった老廃物を出している！　薬はそれを抑えているに過ぎない！その症状を出しきったとき、その症状は良くなる！」

もうまさに目からウロコというしかありません。

ずっとずっとどれだけ病院をまわっても、どれだけお医者さんにきいても、決してわからなかった私の疑問の答えは、いたってシンプルでした！

そうか！　今まで薬を塗って、老廃物の排泄を止めてきたから、いつまで経っても手の湿疹は治らなかったんだ！　だから薬をやめたり、効かなくなると、また湿疹がよみがえっていたんだ！　私はずっとステロイドで湿疹を止めてきた。これを出しきれば、この手は治る!!

そう確信した瞬間でした！

その2か月後に、私はホメオパシーの健康相談会にかかりはじめ、好転反応を繰り返し、手の湿疹はきれいになりました。そしてその後もたくさんのホメオパシーのレメディーがヒットするという体験を通し、ホメオパシーにすっかり魅了され、ホメオパスとなるべく、1年後、ＲＡＨ（ローヤルアカデミーオブホメオパシー・現ＣＨｈｏｍ・カレッジオブホリスティックホメオパシー）に入学しました。

第2章　ホメオパシーとは？

世界中で愛用されるホメオパシー

日本では、まだまだ認知度は低く、6年前のバッシングもあり、インターネットで調べてもマイナスの情報しか出てこないホメオパシーですが、実はヨーロッパや北米、南米、そしてインドなどではとても人気のある自然療法で、世界で10億人が愛用していると言われています。

特にホメオパシーが生まれたヨーロッパでは、英国王室がホメオパシーを愛用していることは有名で、王立のホメオパシーの病院もあります。ヨーロッパの薬局では気軽にホメオパシーのレメディーが買えます。

私の留学時代のイタリア人の友達に「ホメオパシーは日本では宗教と思われているんだよ」と話したら、「そんなわけない!」と鼻で笑われてしまいました。

アメリカでも比較的ホメオパシーのレメディーは購入が簡単で、日本人にもとても人気のあるホールフーズというオーガニックのものばかり扱ったスーパーにも、レメディーは売っています。

3年前、家族でハワイを訪れたとき、アメリカ人の友達にこのホールフーズへ連れていってもらったことがありました。私が「レメディーを見たい」と言うと、「なんでレメディーが見たいの?」と聞かれ、「ホメオパスになったから」と答えると、その友達が「おめでとう!! なんでそんな大事なこと早く言ってくれなかったの!? すごい!」と、とても喜んでもらえました。

日本で「ホメオパスになった」と言っても、ただ怪しいと思われるだけですから、このアメリカ人の友達の反応には私はとても驚きました。

またインドでは、西洋医学、ホメオパシー、アーユルベーダ、この3つが国の第1医学とされ、お医者さんになるには、この3つの医学のうち、ひとつを選んで専門のお医者さんになります。AYUSH省という自然医学を扱う国の機関もあります。

私も2年前インドを訪れ、そこで日印ホメオパシーワールドカンファレンスが開催されました。そこには300人ほどのインド、日本、カナダやアジアのホメオパス達が集まり、私も『難治性疾患である掌蹠膿疱症《しょうせきのうほうしょう》が1年で改善したケース』を発表させていただきました。

また海外のスポーツ選手でホメオパシーを採り入れているチームや選手はとても多く、サッカーのドイツ代表や、デビット・ベッカムは、体調管理や精神面のサポート、怪我にもホメオパシーを使っていることを公言しています。史上初のオリンピック100mと200mの3連覇を達成した史上最速の男と言われるウサイン・ボルト選手も、ホメオパシーを扱う医師にかかり、先天性の脊柱側弯症を改善しています。

今も昔も、様々な分野の著名人がホメオパシーを使っている（使っていた）ことが明らかになっています。『世界の一流有名人がホメオパシーを選ぶ理由』（ディナ・アルマン著ホメオパシー出版）という本もありますので、参考にされてください。

当時の医療に絶望したドイツ人医師、ハーネマン

ホメオパシーは今から200年前、ドイツ人の医師、ハーネマンによって作られました。病気の人々を救いたいと医師になったハーネマンは、この当時の医学に絶望します。なぜなら当時は「血液が濁るから、病気になるのだ」と考えられ、瀉血《しゃけつ》といって血を抜いたり、ヒル治療といってヒルに血を吸わせたりしていました。その結果、血を抜きすぎて死んでしまう人も多かったのです。

またその頃、性病である梅毒が流行し、梅毒には水銀が効くとされ、水銀カクテルと言っ

てどんどん水銀を飲んでいたのです。今の私たちには考えられないですね。

（抗がん剤についても、後世の人たちが同じように言うかもしれません！）

そうやって水銀を摂ることにより、髪が抜け、歯がボロボロになり、多くの人が亡くなっていきました。

「今の医療は人を治していない！　むしろ病気にさせている！」と医療に嫌気がさしたハーネマンは医師をやめ、得意の語学力を生かし、翻訳などの仕事をしていました。

（7か国語話せたらしいです！）

そんなとき、ハーネマンはある書物に出会います。

それは昔の薬草書だったのですが、そこには、「キナの皮は、マラリアの症状に良い」と書いてありました。そこで早速ハーネマンは、キナという植物の皮をマラリアの人にあげてみました。するとマラリアの症状は確かによくなります。そして健康な人にも、キナの皮をあげてみました。すると健康な人にはマラリアの症状が出たのです。

ここでハーネマンは、同種の法則に気が付きます。

〝キナを健康な人にあげるとマラリアになり、マラリアの人にあげると健康になる〟

「その症状を引き起こすものは、その症状を治すことができる」と。

これがホメオパシーのひとつの原則『同種の法則』です。

同種療法＝ホメオパシー

ホメオパシーは、日本語で同種療法と呼ばれ、「同種の法則」を基本原理とします。

ホメオパシーは、アルファベットにすると〝Homoeopathy〟。

Homoeo は、Homoios ＝「同種の、類似の」、Pathy は、Patheia ＝「病気・苦痛」という意味のギリシア語を組み合わせた造語です。

（〝ホモ〟という言葉がありますが、それは「同じ、よく似た」という意味合いです）

つまりホメオパシーとは、同種の症状を引き起こすものが、その症状（病気・苦痛）を取り除くという同種療法を意味した言葉なのです。

少し例を出してご説明したいと思います。

あなたが熱を出したときはどうされますか？

布団をたくさんかぶって、体を温めたりしませんか？

体に熱を与え、熱を体から追い出す。熱には熱を！　これは同種療法です。

また喉が痛いとき、ヒリヒリする生姜湯を飲んだことはありませんか？

ヒリヒリにはヒリヒリを！　これも同種療法です。

鼻水が出るとき、切ると鼻水が出やすいネギを首に巻いたことはありませんか？

鼻水には鼻水が出る物質を！　これも同種療法です。

実は江戸時代、日本にもホメオパシーが伝わり、四国にレメディー工場もあったそうです。

しかし日本人は元々このように同種療法をすでに習慣として採りいれていたため、ホメオパシーはあまり根づかなかったようです。

同種療法は、人類の知恵ともいうべきもので、古代エジプトやアラビア、中国などでも使われていました。昔の人々は、同種の症状を引き起こすものが、その症状を取り除くという、同種の法則を知っていたのです。

この同種の法則が体験できる良い例を、私はよくセミナーの度に紹介しています。

それは、やけどです。

やけどをしたとき、あなたはどうされますか？　普通は、すぐに冷たい水で冷やす、というのが一般的だと思います。しかし、それは熱を冷やすという逆療法です。

同種療法の考え方からいえば、やけどをしたときは、その患部に熱を与えなくてはいけません。沸かしたお湯の蒸気に、患部をかざすというやり方でもいいです。やけどをしたときに冷やすと、冷やしている間はいいのですが、冷やすのをやめたとたん、ジンジンしますよね。しかし、やけどした箇所をもう一度温めると、ジンジンもなく、やけどの治りも早いです（全身のおおやけどは命にかかわりますので、冷やして病院に行ってくださいね）。

このやけどで同種療法を体験するという方は実に多いです。

「やけどしたから、早速試してみたら、本当にすぐに良くなってビックリしました！」と、多くの方がおっしゃいます。

ホメオパシーは超微量の法則

このホメオパシーの原則・同種の法則のほかに、ホメオパシーには他の医療にはない大きな特徴があります。それは超微量の法則。つまり物質を使わず、その物質を叩いて薄めて（希釈振盪《きしゃくしんとう》）その物質の持つエネルギーだけを使うという原則です。

ホメオパシーはよくバッシングの対象となりますが、批判する方は特にこの超微量の法則を否定されます。「物質のないものが、体に作用するはずがない」と。

２０１０年、日本で激しいホメオパシーバッシングがありました。そのとき、日本学術会議の副会長が記者会見をひらき、「ホメオパシーは荒唐無稽で、物質のないものが効くわけがない」そのように批判されました。

そのときある記者が質問しました。

「物質のないものが、体に作用するはずがないとおっしゃいますが、どの程度の調査をしたのか？」するとこの副会長は、「科学の世界では１００％否定されています。それで充分です」と答えました。

実際に調査することもなく、結論を出してしまうことが科学者のすることでしょうか？とても疑問に思います。

さて、ハーネマンはどのようにこの超微量の法則を見つけたのか？　それをお話ししたいと思います。

先ほども書いたようにハーネマンは始めキナの皮をかじるというように、物質を少量摂っていました。同種の法則を発見したハーネマンは、弟子たちと、色々な物質を摂ってみるという人体実験を繰り返していました。ハーネマン達は命がけで、この新しい療法ホメオパシーを開拓していったのです。その中にはトリカブトやヒ素、水銀などの毒物もありました。

しかし、トリカブトや水銀など毒性のあるものをそのまま摂るのは大変危険です。

そのうちハーネマンは、物質を薄めるということを始めました。

ハーネマンは、毒のある物質でも、天文学的に希釈し（薄め）、叩くことによって（振盪）、その物質の毒性は失われるとともに、心身に深く作用する働きを得ることを発見したのです。

おそらく彼は、１４００年代に活躍したパラソーサスという錬金術師の影響を大きく受けていると思われます。

パラソーサスは、「物質を叩いて薄めるということによって、その物質に隠れている本質を解放し、医薬として活性化する」ということを知っていました。

ホメオパシーは物質のもつエネルギーをひき出して使う

ここで重要なことは、物質を薄めるだけではなく、その過程で〝叩く〟ということです。レメディーは物質を、希釈振盪《きしゃくしんとう》といって、【希釈＝薄める、振盪＝叩く】ことによって作られます。

例えば、アコナイトのレメディーならば、トリカブトを一部取り、水に薄め、その水を叩き、またそれから1滴取って薄め、叩きという工程を繰り返し、その水を最後に砂糖玉に垂らしたものがアコナイトのレメディーです。

ただ薄める（希釈する）だけではなく、叩くことによって、その物質が本来持っている力を呼び起こすのです。

例えば、ネイチュミュアというレメディーがあります。ネイチュミュアは岩塩を希釈振盪して作ったレメディーです。

そこで考えてほしいのですが、ただの塩を水で薄めても、それは塩水であって、病気を回復させる力はありません。

しかし、薄め、叩くことによって塩が持つその本来の力が呼び起こされ、その効力を発揮します。ネイチュミュアというレメディーは、ヘルペスや鼻水に良く、また長年ため込んだ悲しみを癒してくれます。

このように、希釈振盪するということは、その物質が本来もつその効力を発揮する魔法の工程なのです。そしてレメディーは、物質が持つエネルギーを、人体に伝えることによって、その効果を発揮します。

自己治癒力を触発するホメオパシー

ここが私が思うホメオパシーの最大の魅力だと思うのですが、ホメオパシーそのものがあなたの体を健康にしてくれるのではなく、ホメオパシーはあなたの持つ自己治癒力を引き出し、あなたのもつ本来の力で健康にしてくれるものです。

例えば熱が出ていて、なかなか下がらない、自己治癒力が働かないという状況だったとします。そこに熱を与えるホメオパシーのレメディーを摂ると、体はレメディーが持つエネルギー・情報を受け取り、「あれ⁉　私、熱出しているかも！　この熱追い出さなきゃ！」と自己治癒力が働き始めて、この熱を乗り越えようとし始めるわけです。

つまり、ホメオパシーがあなたを治しているのではなく、あなた自身があなたを治しているのです。

ホメオパシーでは、難病や奇病が改善に向かうことが多々あります。

それはホメオパシーのなせる業ではなく、人が本来持っている自己治癒力を発揮するからこそ、西洋医学では絶対に治らないと言われる難病・奇病が治ってしまうことがあるのです。「私には病気を治せる力がある」「私の子どもはアトピーを乗り越える力がある」そう知らせてくれるホメオパシーはとても素晴らしいと私は思っています。

好転反応

体に不要な老廃物が溜まっている場合、ホメオパシーのレメディーを摂ると、それらの老廃物が体から押し出されることがあります。

熱が出る、下痢をする、汗が出る、鼻水がでる、咳が出る、おしっこが増える、口内炎ができる、湿疹がでる、蕁麻疹《じんましん》がでるなどなど、人によって様々ですが、レメディーをとってこういった症状が出ることを、〝好転反応〟と言います。多くの症状は、このように老廃物を出しきり、治まっていきます。

ホメオパシー以外の自然療法でも、この好転反応という考えは浸透していると思います。私も以前、カイロプラクティックの施術を受け、体から蕁麻疹のような湿疹が出るということがありました。身体が健康になろうとする過程で、好転反応はとても重要であることは、自分の経験を通しても、クライアントさんを見ていても、明らかな事実です。

アトピーの場合、特にこの好転反応はつきものになります。これまでステロイドで抑えてきた湿疹は、ホメオパシーのレメディーを摂ると、一気に噴き出すことがよくあります。私ももちろん、この好転反応はたくさん経験していますが、詳しくはこの章の後半でお話したいと思います。

症状はありがたい

ここで重要になってくるのは、《序章》でお伝えした「症状はありがたい」という考え方です。

ホメオパシーでは、熱も、咳も、鼻水も、汗も、下痢も、そして湿疹も、体に溜まった老廃物を排泄するものであり、体を浄化する大切なプロセスと考えます。

つまり、「症状はありがたい」です。

一方、西洋医学は、「症状はあってはならない」と考えます。

熱は下げなければならない、咳は止めなければいけない、鼻水は止めなければいけない、汗は出てはいけない、下痢も止めなければいけない、湿疹が出てはいけない……。

確かに、熱も、咳も、鼻水も、汗も、下痢も、湿疹も、とても不快な症状です。できれば避けて通りたい。私も、もちろんその気持ちはわかります。

しかし大事な体の浄化作用を止めてしまっては、大事な体がゴミ溜めのように、どんどん汚くなってしまいます。まるで『ゴミ屋敷』です。

昨今、花粉症を持つ人がとても増えていますが、このように熱を抑え、咳を抑え、鼻水を抑え、汗を抑え、下痢を抑え、湿疹を抑え、さらに冬にインフルエンザのワクチンを何度もうち、花粉症の症状をさらに薬で抑えた結果が、花粉症であるとホメオパシーでは考えます。

私も花粉症は持っていましたが、ホメオパシーに出会い9年。花粉症はかなり改善しました。

一番わかりやすいのは、慢性副鼻腔炎《まんせいふくびくうえん》です。

私も中学生の頃に、この慢性副鼻腔炎になってしまいましたが、鼻水が出るたびに薬で抑えたのですから、鼻腔に鼻水が溜まるのは当然の結果と言えます。その膿が炎症を起こし、頭痛になったりするのです。

この私の副鼻腔炎もかなり時間がかかりましたが、レメディーを摂り何度も鼻炎と頭痛で大変でしたが、今はほぼ完治しています。

副鼻腔炎は、口の内側を切って手術する人がいますが、そうなるとどうなると思いますか？　体は賢いので、鼻腔に膿を溜めることを諦め、今度は上顎の空洞に膿を溜めます。術後性上顎膿胞《じょうがくのうほう》という病気があり、副鼻腔炎の手術をした人がなると言われていて、再度手術が必要とされたりしますが、当然の結果と言えるし、手術で膿を取り出すことは根本的な解決とは言えないでしょう。

急性病と慢性病

ホメオパシーでは、○○病とか、△△症など、西洋医学のように病名をつけることはありません。ホメオパシーは、西洋医学のように、病気を特定し、それに対し薬を出すということはしません。ホメオパシーでは、どのような症状があるのか？ そのことを注意深く見極め、そこに対しレメディーを選んでいきます。

しかし、ホメオパシーでは唯一使う病名があります。それは、〝急性病〟と〝慢性病〟です。

〝急性病〟というのは、風邪や感染症、怪我など、急性の症状を出す病気のこと。

一方、〝慢性病〟というのは、アレルギー性鼻炎、偏頭痛などの長引く症状や重い症状、また季節ごとに繰り返す症状など、慢性の症状を出す病気のことを言います。

ですから、アトピーは慢性病ということになります。季節ごとに繰り返す湿疹も慢性病にあたります。

前者の急性病については、ホメオパシーでは基本的に、セルフケア（自分でレメディーを選びとり、健康管理すること）ができるとされています。日本には、たくさんの家庭で使えるキット（数種類のレメディーのセット）が販売されていて、日ごろのトラブルや子供の病気、感染症や産後のトラブルにも合うレメディーが比較的簡単に手に入ります。最近はこれらのキットを家庭にそろえ、ご自身やご家族の健康管理をされるお母さんは特に増えています。

しかし後者の慢性病は、セルフケアは難しく、ホメオパスにかかり、健康相談会を受ける必要があります。それは、これまで多くの薬を摂ってきた場合は、きちんとその薬の害だしをしなくてはいけないし、またホメオパシーには、マヤズムという独特の考え方があり、先祖代々抑圧してきた症状を遺伝病として持っているから、そのマヤズム治療をしなくてはいけないと考えます。それはセルフケアではできず、ホメオパシーの専門家であるホメオパスに診てもらうことが必要になります。

アトピーも慢性病ですから、セルフケアでなんとかしようとせず、ぜひホメオパスの健康相談会にかかることをお勧めします。

医原病

２００年前にドイツで生まれ、世界各地で愛用されてきたホメオパシーですが、本格的に日本に広がりはじめたのは、ほんの20年ほど前です。

自らが生死をさまようほどの潰瘍性大腸炎から、ホメオパシーで奇跡的な回復を遂げ、その後日本人で初めてホメオパスの資格を取った、由井寅子《ゆいとらこ》先生が日本にホメオパシーを本格的に持ち込んだのが、20年ほど前になります。

寅子先生は、イギリスでホメオパシーに出会い、ホメオパスとなり、イギリスでクライアントさんを診ていました。そしてやがて噂をききつけ、日本からクライアントさんが多くイギリスに来るようになり、自ら帰国する決断をされました。

しかしヨーロッパではバンバン治っていたクライアントさん達が、寅子先生が日本に帰ってきて日本人を診るようになって、思うように治っていかないという現実を目の当たりにしました。

そして、わかったことは、日本人はヨーロッパの人の20倍の抗生物質を摂り、１００年前から予防接種も強制で打ってきている。

医療が作りだした『医原病』がはびこっているということに気が付きました。

医原病とは、医療が作りだした、医療が原因の病気です。

ホメオパシーは同種療法です。もし薬や予防接種が、病気を作りだしているとすれば、その薬や予防接種を希釈振盪し、レメディーにして、それを摂っていくと、病気が治るということになります。

そして寅子先生は、昨今とても増えている、発達障害の子供たちに、予防接種のレメディーを与えたところ、90%以上の子供たちの症状が改善したのです。つまり、発達障害は、重金属などの有害物質が含まれる予防接種が作りだしているということが言えるのです（重金属などの有害物質が、血液脳関門という大事な脳を守る関所を通り抜け、脳や神経を傷つけるために起こると考えられます。アメリカやイタリアではワクチンが発達障害を引き起こしていることを認めた裁判結果があります）。

実はアトピーも、これらの薬や予防接種が大いに関係しています。

予防接種や薬、ステロイドのレメディーを摂っていくと、好転反応があり、アトピーの症状が改善していくのです。

予防接種

この医原病の中で、もっとも考えなくてはいけないのは、予防接種です。

昨今、肺炎球菌ワクチン、子宮頸がんワクチン、B型肝炎ワクチンなど、どんどん色々な種類のワクチンができては、テレビで宣伝を流し、不安に思った人々がこぞって病院に列を作っているようです。

生まれたばかりの赤ちゃんに打たれるワクチンも、どんどん数が増え、同時接種をしなければ〝スタンプラリー〟は完成しない、ますますそんな状況が助長されています。

予防接種の問題は、2つあります。

まずひとつは、抗体＝免疫ではないということです。

ワクチンはそもそも、その病気にかかって免疫を得た人は、二度とその病気にかからないという自然免疫の考え方を人工的に応用しようとしたものです。

そして抗体＝免疫という考えのもと、抗体を得ようとワクチンを打ちます。ツベルクリン反応というのがありますが、あれは結核の抗体があるかどうかを調べ、抗体がない場合は再度ＢＣＧのワクチンを打つわけです。

しかし、免疫学者の間で、今や「抗体＝免疫ではない」ということは明らかであるそうです。簡単に言えば、抗体とは、体にたくさんの異物が入ってきたときに、その異物に目印をつけ、一時的に無毒化するものです。抗体がたくさんあるということは、体に異物がたくさんあるということ。

一方免疫とは、『自己と非自己を認識し、非自己を排泄する力』のことを言います。そう、抗体と免疫は全く違うものなのです。しかし今もこの免疫＝抗体という考えのもと、行われているのが予防接種です。

そして問題のもうひとつとは、ワクチンに含まれる様々な有害物質です。

今のワクチンは、抗体＝免疫という考えのもと、体にたくさんの抗体が、なるべく長く残るように、つまり体にたくさんの異物を入れるように、たくさんの有害物質が含まれています。

ワクチンには、アジュバンドと言われる免疫補強材が入っています。身体に異物があればあるほど、抗体は多く、長く残るわけですから、アジュバンドとしてたくさんの有害物質がワクチンには含まれています。

例えば、水銀、アルミニウム、界面活性剤、ホルムアルデヒド、抗生物質などなど、驚くような有害物質が含まれているのです。

２０１１年冬、小さな子供たちがワクチンを同時接種した後、亡くなったというニュースが流れ、日本に震撼が走りました。しかしホメオパシー的に考えれば、まだ免疫がはっきり確立していない、か弱い赤ちゃんに、有害物質を一度に大量に体に入れるのですから、命の危険が伴って当然と考えられます。

かなり話題になったこの同時接種による死亡事故は、２０１１年3月11日「ワクチンに異物が入っていた」というニュースが午前中に流れたものの、その午後に起きた東日本大震災によって、その後一切報道されることはありませんでした。

そして今、同時接種は問題視されることなく、次々とワクチンの数は増えていっています。

ちなみに「ワクチンを打たなかった期間、乳幼児突然死症候群がなかった」という海外のデータもあります。

予防接種について詳しく知りたい方は、Ｐ33で紹介した「予防接種のメールセミナー」にご登録下さい。

私の花粉症

第1章に書きましたが、私は中学生の時に、慢性副鼻腔炎と診断されました。今思えば花粉症だと思います。私が生まれ育ったのは北海道なので、毎年5月頃になると白樺花粉が舞い、くしゃみ、鼻水、鼻づまり、目のゴロゴロ感、熱っぽさもが私を襲います。

なぜ私が花粉症になったのか、ホメオパシーを勉強した今、すべてが納得いきました。肌もツルツルきれいで生まれた私は、1歳になる頃には、頬は赤くガサガサ、鼻はズルズルになってしまいました。おそらく予防接種の害を、皮膚や鼻から出そうとしていたのでしょう。一般的に考えると、私の身体は弱いということになりますが、ホメオパシー的に言えば、私は予防接種によって体に溜まった異物を自らの力で排泄できるほど、免疫力が高かったのです。

しかし母は私の症状をかわいそうにと、毎日耳鼻科に連れていってくれました。しかしその治療の効果むなしく、どれだけ治療を受けても私の症状は改善しませんでした（薬で症状を抑える力よりも、私の症状を排泄しようとする力の方が勝っていたのです！）。

そこで耳鼻科の看護婦さんに「この子ひどいねー」と言われ、病院通いをやめました。

この病院通いをやめたことが、功を奏しました。

私は排泄のチャンスを得て、薬で抑えることなく、予防接種の害をある程度排泄できたのだと思います。

そして中学3年生になった私は、学校でツベルクリン反応を受け、結果は陰性。

結核に対する抗体がないとされました。つまり異物をすべて出しきり、異物を一時的に無毒化する抗体が、もう体になかったのです。

しかしツベルクリン反応で陰性となったからには、ＢＣＧを打たなくてはいけません。

授業を中座し、学校でＢＣＧを打ちました。

そしてその後の高校一年生の春、私は花粉症を発症しました。

つまり、私の身体はまたＢＣＧを異物と判断し、今度は花粉症として、体の外へ排泄しようとしたのです。とことん免疫力が強いですね。

ホメオパシーを知ってから、私の症状の変遷は、すべて合点がいきました。

ZEN《ぜん》メソッド

由井寅子先生は、このように医原病に目をつけ、多くのクライアントさんを改善に導いていきました。そして日本に帰ってきてからの20年、難病奇病が増え続ける日本人をつぶさに見てきたことから、由井先生は、人が病気になるのは、体・心・そして魂、この３つが病むために、病気になるということを突き止められました。

症状を抑圧するたびに新しい体の病気が作られ、感情を抑圧するたびに新しい心の病気が作られ、目的や願いを抑圧するたびに新しい魂の病気が作られます。

つまり体・心・魂の病気は、それぞれ体の症状、感情、価値観を抑圧しただけ病気が存在しているのです。

そしてこの体、心、魂、それぞれにレメディーを出すことによって、病気が改善されるということを考え、ここ数年で「ＺＥＮメソッド」を確立されました。

今、世界から、寅子先生のＺＥＮメソッドは高い評価を得て、海外に講演で呼ばれたり、雑誌に掲載されたりしています。

私はこのZENメソッドを使ってクライアントさん見ていますが、アトピーのみならず、皮膚の病気で難しいとされる掌蹠膿疱症《しょうせきのうほうしょう》（135ページ）や尋常性乾癬《じんじょうせいかんせん》（207ページ）も、このZENメソッドで改善しています。

ホメオパスによっては流派があったり、レメディーの使い方も異なるため、アトピーの改善を目指したい方は、このZENメソッドを扱われているホメオパスさんを探すと良いでしょう。

ホメオパシー健康相談会

ホメオパシーでは、慢性病である場合、健康相談会を受けてもらうようすすめています。私もホメオパスになって3年で、のべ1000人のクライアントさんを診てきました。

ホメオパシーの健康相談会は、約1時間かけてクライアントさんの話を聞きます。

一番困っている症状は、どのような症状か。どこ（部位）がどう痛くて（感覚）、どうすれば良くなり、どうすれば悪くなるのか（基調）、つぶさに聞いていきます。

そしてその症状はいつからあるのか、その症状に対し、これまでどういう治療をしてきたのか、どういう薬を摂ってきたのか、それも聞いていきます。

さらに、症状以外のことも聞いていきます。便はどうか、尿はどうか、女性なら月経はどうか、睡眠は取れているか、どんな夢をみるかも聞いていきます。そして、両親や家族などはどんな病気にかかっているかも、遺伝的傾向を知る上で、そしてレメディーを選ぶ上で、大事な情報になります。

そして『タイムライン』といって、その人がこれまでどのように生き、どのような出来事があり、どのような病気をしてきたのか、それもとても重要な情報としてお聞きします。

これらすべてを包括的に見ていくことで、その人がどうしてその病気になったのか、体はどのようなメッセージを発しているのかがわかってくるのです。

病気と生き方や心はとても深く関係しています。詳しくは第4章でお話していますが、ホメオパシーはその人そのものをまるごと診ていく療法です。ですから、ホメオパシーにかかるクライアントさんは生き方そのものを見直し、価値観を見直し、生き方が変わっていくのです。病気になった原因をみて、それを変えていかなければ、根本的な解決はできませんから。

一方、西洋医学はその症状を切り取って、その一部を診ていく療法だと思います。その人がどのように生き、どのような価値観をもち、どう生活をしているか、それを聞かれることはあまりありません。その病気となった結果にアプローチする療法です。

西洋医学は足し算、ホメオパシーは引き算

私は西洋医学は足し算の医学、ホメオパシーは引き算の医学だと思っています。

例えば、西洋医学ではある病気に対し、その症状を抑えるために薬を出します（＋１）。そして、その薬に胃がやられないよう胃薬を出します（＋２）。そしてその薬には骨がもろくなるという副作用があるので骨を強くする薬が出されたりします（＋３）。

このように、どんどん薬が増えていくということはよくあることです。高齢者の摂る薬の量には、驚くことが多いです。

もちろん、この足し算が必要なこともあります。

交通事故で、大量出血している場合は、輸血も必要でしょう。脱水症状で命の危険がある場合、点滴が必要になると思います。アレルギーでアナフィラキシーショックで命の危険がある場合は、ヒスタミン薬やステロイドが必要となるでしょう。

足し算をしなければ命の危険があるのなら、西洋医学の処置は絶対に必要な医療になります。

しかし、もし予防接種によってアトピーになり、そのアトピーにステロイドを塗り、やがて全身のアトピーや喘息、アレルギーになっている場合は、まずはステロイドの害だしをし（マイナス１）、予防接種の害だしをし（マイナス２）、親から受け継いだ老廃物を排泄しなければいけません（マイナス３）。

このように、足し算が必要な場合、引き算が必要な場合をきちんと見極め、必要な医療を受ける必要があると私は考えています。

足してばかりいては、身体が薬だらけになり医原病になってしまうし、引き算ばかりでは、身体がもたない場合もあるのです。

西洋医学の方が素晴らしい、いやホメオパシーの方が素晴らしい、というわけではありません。

「必ず西洋医学を選択しなければそれは虐待である！」というわけではありません。「薬を摂ってしまって後悔している……」ということでもありません。

それぞれ医療の特徴と利点を活かし、自分の納得する選択をする。そして、その人の選択を周りも尊重する、そういう社会が実現していくことを、私は強く願っています。

【ケース】顔、陰部、乳首の痒みが改善され、30年来の便秘も改善したケース

ここで、健康相談会にかかることによって、かなり早いペースで、皮膚症状が改善したケースをご紹介します。

Rさんは、39歳の女性。2015年11月、始めて健康相談会にいらっしゃいました。顔、陰部、乳首に痒みやジュクジュクがあり、ブラジャーがあたる部分にも痒みがあり、皮膚は黒くなっています。手にも痒みがあり、水泡もあります。

初めて健康相談会に来たときは、まだステロイドを使っていらっしゃいました。さらに小学校2年生の頃から便秘もあり、羊のフンのような便しか出ない状態でしたが、二人目のお子さんを出産したあと、便秘は解消されていました。

Rさんのお父様は整形外科医のお医者さまで、Rさんが子供の頃から、風邪をひく度に抗生物質を飲み、35歳まで毎年インフルエンザのワクチンも打っていました。

1回目の相談会で、私は、インフルエンザのワクチン、ステロイド、抗生物質の害だしのレメディーと、解毒の臓器である肝臓のレメディーなどをお出ししました。

2回目の相談会にいらした際は、ステロイドは一切塗らなくなったと話してくれました。というのも、陰部の痒みはなくなり、それに伴うおりものも激減、手の荒れもきれいになったのです。乳首の痒みは、一度膿が出たあとなくなりました。1回目の相談会のあと、顔がパンパンに腫れるということがあったそうですが、乳首から膿が出る、顔が腫れるなどは好転反応です。

大人の方は一度の相談会でここまで良くなることはあまりありませんが、Rさんはとても回復が早いケースです。

しかしそれと同時に、2人目を出産したあとになくなっていた、小学校2年生からある便秘が戻ってきました。ホメオパシーでは治癒の法則性があるのですが、そのひとつが、新しい症状から古い症状へ移行することです。Rさんの場合も、古い症状がかえってきたケースです。2回目の相談会では、便秘に焦点をあて、レメディーをお出ししました。

するとレメディーを摂ったあと、おならがいっぱい出たそうです。

その後も、娘さんからとびひがうつるなどして、湿疹や膿を出し、好転反応を乗り越えていかれ、2016年11月、7回目の相談会では、今まであった顔のムズムズする痒みもなくなり、30年間あった便秘も、今では特になにをしなくても、何を食べなくても、すっきり出るようになったと喜んで報告してくださいました。

レメディーで湿疹が戻ってきた

ホメオパシーの話を一通りしたところで、今度は私のホメオパシー体験談をお話しようと思います。どんな好転反応があり、どう乗り越えていったのか、それはアトピーで悩む方にとって参考になると思います。

さて、出産直後の乳腺炎にホメオパシーの効果を実感し、ホメオパシーに魅了された私は、ホメオパシーのレメディーキットの中から、自分でレメディーを選び、どんどん摂っていきました。

その頃は、たんぱく質、あぶら物や甘いものをとると、すぐに乳腺炎のようになっていました（比較的食べものに敏感に反応していました）。そして授乳でお腹がすぐにすくのでたくさん食べるのですが、そうすると胃も痛くなっていました。

その乳腺炎や胃の痛みに、レメディーをどんどん摂っていたのです。

すると、何が起きたか。

ホメオパシーは、体に情報を与え、体に老廃物が溜まっている場合は、それを押し出そうという働きをします。レメディーを摂ればとるほど、体に溜まったゴミが身体の外に出ようとするのです。ですからこれまで私の身体に詰まったゴミは、一斉に体の外に出ようと働き始めました。そして一番私が出しやすい方法、手からの湿疹として出し始めたのです。

これまで生活を変え、漢方を摂るなどして、少しおさまっていた湿疹が、また花が咲くように噴き出してきました。以前のように、痒みが襲い、手は水泡が出て、膿が出て、指は腫れあがり、まっすぐに伸びない状態になってしまいました。

そんな手で、生まれたばかりの赤ちゃんの世話をしなくてはいけないのですから、大変です。

息子を抱っこすることすら、痛みが伴う状態になってしまいました。

手に負えなくなった湿疹

花が咲いたように噴き出た湿疹。痒みや痛みが伴い、私はそれらに対し、さらに『ホメオパシー　ＩＮ　ＪＡＰＡＮ』の本を読みながら、レメディーを摂っていました。

「この湿疹を出しきれば治る!」という確信はあったものの、一体いつ治るのか、どういう過程で治るのか、この辛い好転反応を乗り越えるには、どうしたらいいのか? 心配や不安、恐怖を抱えていました。

その頃、息子のことや子育てに関して聞きたいことはもちろん、ホメオパシーや私の手の湿疹のことも聞きたくて、毎週のように助産師さんを呼び、検診をしてもらっていたので、私の腫れあがった手を診てもらうと、「健康相談会にかからないと、その手は治らない」と言われ、ようやく私は健康相談会を受ける覚悟をしました(それまでは、キットのレメディーを摂って、自分で治そうと思っていたのです……)。

早速、助産師さんにご紹介いただいた、日本ホメオパシーセンター東京本部のホメオパスの先生の予約を取れたのが、2か月先。

待ちに待った相談会にようやくかかりはじめ、さらなる好転反応が始まります。

皮膚下に溜まっていたステロイド

健康相談会では、ホメオパスの先生に診てもらい、セルフケアとは違い、市販では手に入らないレメディーが出されます。すると、これまで以上に様々な好転反応が現れました。

私が好転反応で一番驚いたのは、首に出た湿疹です。おそらく始めは小学生の頃だったと思いますが、私は喉元によく湿疹が出ていました。そして、そこに市販の塗り薬を塗っていました。20グラムほどのものを4、5本は塗り切ったと思います。

その喉元の湿疹は、冬になると現れ、春が来るとなくなるということを繰り返していたのですが、薬を塗ったあとしばらくはおさまっていました。

そして20代、イタリア語の講師をしていた頃（体調を崩していた頃）、再びその湿疹は現れ、また薬を塗り、しばらく消えていました。

ところが、ホメオパシーの相談会のレメディーを摂りはじめると、その喉元の湿疹がよみがえってきました。

しかし、それは今まで出ていた湿疹とは違います。

これまでは喉元に直径2センチくらいのものでしたが、今回は2センチどころかどんどん大きくなり、両耳の下あたりまで広がっていきます。

さらに首から胸元までもおりてきて、デコルテ一体が黒い湿疹に覆われ、皮膚がポロポロ剥がれ落ち、とても外出できるような見た目ではありませんでした。

そんなとき、また検診に来てくださった助産師さんにこの話をしました。

すると、「当たりまえだよ！ 首に塗っていた薬が、皮膚下に溜まって、それが広がって、重力で下までおりていたんだよ。出せてよかったね」とおっしゃったのです。

私はすごく驚きましたが、同時にとても納得しました。西洋医学での視点から言えば、そんなことはあり得ない話なのかもしれませんが、まさに、これまで塗った塗り薬が皮膚下に溜まっていたということが、実体験を通して納得できたのです。

経皮毒

経皮毒という言葉を知っていますか？

皮膚に触れたもの、塗ったものは、皮膚を通して体に吸収され、体に害を及ぼすという考え方です。化学物質は分子が小さいため、皮膚はそれを吸収し、体に害があると言われています。

私の首の湿疹の例は、まさにその経皮毒ではないでしょうか？

西洋医学でも、皮膚が物質を吸収するという理論は使われています。

喘息の子は、胸元に気管支拡張剤が塗ってあるテープを貼って、症状を和らげることをしますし、痛み止めのテープや、禁煙用のテープもあります。これらは、経皮吸収型製剤と呼ばれます。一か所にテープを貼るだけで、全身のその効果が作用するということは西洋医学でもわかっていることです。

経皮毒は、腕の内側の皮膚が吸収する率を1とすると（経皮吸収率）、頭皮は3・5倍、腋は3・6倍、頬は13倍、おまたは42倍と言われています。

おまたが吸収する率がすごく高いです。

女性が紙ナプキン（本当は石油ナプキン）をするようになってから、子宮筋腫や卵巣嚢腫のような女性の病気が増えたとも言われ、最近は布ナプキンを使う女性も増えてきています。

私の手の湿疹に話を戻すと、私の手の湿疹は、最初は右手の薬指から始まりました。

その薬指にステロイドを塗って、その湿疹はどんどん広がり、さらに左手にも広がっていったのです。

そして私は子供の頃、首や足などに湿疹が出た時は、薬を塗る指だからと、その右手の薬指でステロイドを塗っていたのです!!

しかし、その湿疹をまた薬で抑えていたから、やがて湿疹はぶり返し、さらに経皮毒でステロイドが皮膚にたまり、そのステロイドを出そうと、さらに湿疹は広がり、そこに左でステロイドを塗るから、左手にも湿疹が出始める。

そういうサイクルを、ステロイドの怖さも知らず、ただ繰り返していたのだと、ホメオパシーを知って、ようやく気づきました。

クライアントさんの中には、レメディーを摂り、好転反応があると、こうおっしゃる方が多いです。「湿疹が出ているところは、過去に抗生物質の塗り薬を一生懸命塗っていた所です」「湿疹が長引いているところは、昔よく日焼け止めを塗っていました」「ヘアカラーをずっと使っていたので頭皮の湿疹がひどいです」

経皮毒というのは、科学的にはあり得ないことかもしれませんが、私自身の体験やクライアントさんの言葉からも、間違いなくあると私は思っています。

長く続いた好転反応

皮膚に好転反応は出ましたが、それ以外にもたくさんの好転反応がありました。

私は目が悪く、コンタクトレンズを使ったり、目の洗浄液を使ったり、目薬を使っていたこともありましたが、レメディーを摂りはじめた最初の頃は、よく目ヤニが出ました。朝起きると、目ヤニで目が開かないということは幾度となくありました。またこれも多くの人にある好転反応ですが、口内炎もたくさんできました。

そして長く患っていた、鼻炎も繰り返し起きました。

鼻腔で炎症が起き、頭痛になり、鼻づまりやあおっぱなが出るというのは、ホメオパシーを始めてから5年くらいは繰り返し起こっていました。

度重なる好転反応に、私は何度「もうホメオパシーなんてやめたい!」「ステロイドを塗って湿疹を治めてしまいたい!」と思ったかわかりません。とにかく痒みで夜目が覚めるし、掻いて痛みもあるし、指は思うように動かないし、見た目もひどく外出できないし、それでいて小さな子供の世話をしなくてはいけないのです。

しかし、「今ステロイドで抑えても、また振り出しに戻るだけで、またいずれは湿疹を出しきらなければ治らない……」と、持ち前の精神力で乗り越えていました。

そんなとき救いになったのは、ことあるごとに助産師さんに相談し、そのたびに「良かったね! おめでとう! また体きれいになるの! うらやましい!」という言葉でした。

世間一般では、症状は出ていてはならないし、まして皮膚湿疹は人目につくし、湿疹を出しきるということは、並大抵のことではありません。

その助産師さんの言葉に、私は何度救われたかわかりません。

「症状はありがたい」そう頭でははわかっても、これまで180度反対の考え方をしていたのですから、すぐに切り替えることはとても難しいです。

多くのクライアントさんから、「風邪をひきました」「下痢になりました」「口内炎ができました」「湿疹が出ました」などとSOSが来ますが、私はきまって「好転反応ですね！よかったですね！」とお返事します。そう言ってもらえることが、何よりの心の支えになると、自分自身が経験し知っているからです。

息子の湿疹

一方、生後3週間で皮膚に湿疹が出始めた息子ですが、案の定、湿疹はどんどんひどくなっていきました。ほんの少しの擦り傷程度で始まった湿疹は、みるみる間に広がり、頬いっぱいになり、皮膚が盛りあがり、黄色い膿が出ていました。

息子の顔を見て、「ま～かわいそうに！　なんなんだろうね。ちゃんと薬塗ってあげてる？」と何度も色々な人に言われ、とても悔しい思いをしていました。

そんな湿疹がピークを迎え、義理の父が「聖子さん、これはもう病院連れて行かなきゃだめだよ」そう言った数日後、息子の盛り上がった皮膚は、どんどんと剥げてきて、中からきれいな皮膚が現れ、ツルツルほかほかの、赤ちゃんらしいきれいな頬に生まれかわりました。

これは自慢したいくらいですが、息子が小学校3年生になった今でも、乾燥してカサカサになったり、赤くなったりすることはありません。いつでもツルツルほかほか。あんなにひどかった息子の湿疹は、一度もステロイドを塗ることなく、とってもきれいになりました。

始めはホメオパシーに否定的だった、頭の固い父も、数年経つと自らレメディーを摂るようになったのですが、あるとき「なんでホメオパシーを信じるようになったの？」と私が聞くと、「どんなことをしても治らなかった聖子の手がホメオパシーで治ったことと、孫の頬がきれいになって誰よりも健康でいること」と言っていました。男性は特に、ホメオパシーなんて信じませんが、治っていくという過程を見て、理解してくれる人が多いです。

さて息子はどのようにして湿疹がよくなったのかと言えば、ずばり私の母乳です。ホメオパシーは物質ではなく、情報（エネルギー）を使います。だから私がレメディーを摂って、母乳を与えると、そのレメディーの情報が母乳を飲む息子に伝わり、息子の自己治癒力が触発され、体は湿疹を押し出そうとします。

母乳を飲んでいる赤ちゃんに対し、私はよくそのお母さんにレメディーを摂ってもらいますが、とてもよく反応してくれます。（信じられないことかもしれませんが）母乳を飲んでいる赤ちゃんのうちに、お母さんが健康相談会にかかると、相談料が一人分で済むのでおススメです。

心にも作用するホメオパシー

ホメオパシーは、心にもとても大きく作用します。ホメオパシーの素晴らしさは、この心にも作用するところだと思っています。

少し話が戻りますが、ホメオパシーを創ったハーネマンは、その弟子たちとプルービング（人体実験）を繰り返しています。動物、植物、鉱物を少量摂ってみて、どんな反応があるかを調べました。すると体の症状も出るのですが、精神症状も現れます。

例えば、クリスマスローズ。

この植物であるクリスマスローズのレメディーは、ヘラボラスという名前です。このクリスマスローズを少量摂った人は、「幸せそうな人をみると、自分が惨めと思う」と言います。ホメオパシーは同種療法ですから、このクリスマスローズは、そういう精神状態でいる人がこのレメディーを摂ると、その思いから解放され、人と比較することなく、自分は幸せであると思えるよう気づきを与えてくれます。

ですから、まさにクリスマスの時期、カップルや家族連れを見て、自分が惨めだと思うなら、このクリスマスローズのレメディー、ヘラボラスを摂ってみるといいですね。

他に、鉱物の炭酸ナトリウム。

レメディー名は、ナトリウムカーボニカム（ナットカーブ）ですが、この炭酸ナトリウムを少量摂った人は、「私は生まれてこなければよかったと思う」と言います。ナットカーブはそう思っている人に合うということです。

幼い頃に大変な思いをして、親から充分に愛されず、「私は生まれてこなければよかったんじゃないか」そう思っている人は、私のクライアントさんの中にも多くいますが、そう思っている方によくこのレメディーをお出しします。

するとレメディーによって、自己治癒力が触発され、生きる心が強くなり、「あれ、私は生まれてきてよかったんだ。生きていていいんだ！」そう思えるようになるんですね。


そして、動物のイカスミ。

これは、レメディー名をシイピアと言って、比較的有名なレメディーですが、このレメディーの精神的な特徴として、「消えてなくなりたい」というのがあります。イカは攻撃されると、スミを相手に吹きかけて、姿を消して逃げますが、その「消えていなくなる」というのが、このレメディーの精神的特徴なのです。

健康相談会に来て「消えてなくなりたい」と思っているという方は案外多いのですが、このレメディーをお出しすると、大抵次の相談会にはその思いがなくなっています。

以前80代で、ご主人を亡くされ、衰えていく自分が嫌で、「消えてなくなりたいと思っている」とおっしゃった方がいましたが、このイカスミのレメディーをお出しすると、次の相談会で、「先生、あのレメディーすごくいいですね。もう消えてなくなりたいとは思いません。楽しくて、体力もついてきて、逆に出かけすぎて疲れました」とおっしゃっていました。

このように、ハーネマンのプルービング（人体実験）によって、自然界にある物質はこのように意思があるということがわかります。ホメオパシーを学ぶにつれて、私は世の中にこんなにもたくさんの種類の動物や植物や鉱物があるのは、人の体や心を癒してくれるためにあるんだと感じます。そしてホメオパシーはその自然界の持つ力を最大限に引き出す方法であると思うのです。

潜在意識に響くレメディー

ホメオパシーのレメディーは、体や心に作用するだけでなく、潜在意識にも働きかけます。潜在意識とは、自分で普段認識していない意識のことで、反対に自分が認識できる意識のことを顕在意識と言います。

実はこの顕在意識は、意識全体の1割未満。もしくは、ほんの2～3％と言われることもあります。そしてそれ以外のほとんどは、日ごろ感じることのできない潜在意識なのです。辛くて忘れたい出来事などは、よくこの潜在意識に眠っていることが多いです。

幼い頃大変な経験をされている方は、その経験を潜在意識にしまい込んでいます。そしてレメディーを摂ると、その経験が顕在意識にのぼってきて、ふと思い出すことがあります。

以前40代男性のクライアントさんで、相談会でレメディーを摂り、全く記憶から消えていたある出来事を思い出した方がいました。かわいらしい顔をしていたその方は、子供の頃公園で遊んでいたら、知らない男の人に連れていかれたそうです。連れていかれた先のことは思い出せないようでしたが、無事に公園には戻れたそうです。そしてその間、必死に自分のことを捜していた親に、思いっきり殴られた。これまではその殴られたことだけを覚えていましたが、レメディーが潜在意識に働きかけ、「誰かに連れて行かれた」という記憶がよみがえったのです。

私もレメディーを摂っていて、顕在意識にあがってきた記憶というのがあります。

息子を産んで、数か月経ち、抱っこで一緒にお風呂に入るようになった頃、私は息子と二人で裸になってお風呂に入ることがとても怖くなりました。

「こうやってお風呂に入っている間に、誰かが家に入ってきて、襲われたらどうしよう」という恐怖がおそってくるのです。その頃は社宅に住み、3階の部屋だったので、誰かが侵入するという想定はあまり考えられないとわかっていても、とても怖くて、真夏なのに、お風呂に入る時だけは、すべての窓を閉め、ドアの鍵をチェックし、万全を期して、ビクビクしながらお風呂に入っていました。

それを数週間続けたときだったと思います。私はある出来事をふと思い出しました。それは私が小学校低学年の頃でした。ちょうど思春期を迎え、親との衝突が絶えなくなっていた姉が、私と母がお風呂に入っていたところに、父と取っ組み合いながら、母に助けを求めにお風呂に入ってきたのです。お風呂から上がると、食卓に包丁があった、そんな出来事をふと思いだしたのです。

「そうか！あのときの恐怖が、今レメディーを摂って蘇ってきて、だから今息子と一緒にお風呂に入ったときに、誰かが入ってきたらどうしよう……という不安に変わっていたんだ」とわかりました。

あの頃のショックに対し、アコナイトというトリカブトから作ったレメディーを数回リピートして摂ったこと、原因がわかったことで、私はその恐怖から解放されました。

実はレメディーは時空を越えて、過去の症状や心の問題にも作用してくれます。レメディーを摂ると、子供の頃に親に殴られた跡が、再び青あざになって戻ってくるという人もいますし、骨が折れて、変形してくっついてしまった人が、再び折れて定位置で結合する人もいますし、中耳炎で鼓膜を切開した人は、再び鼓膜が破れて、もう一度再生する人もいます。

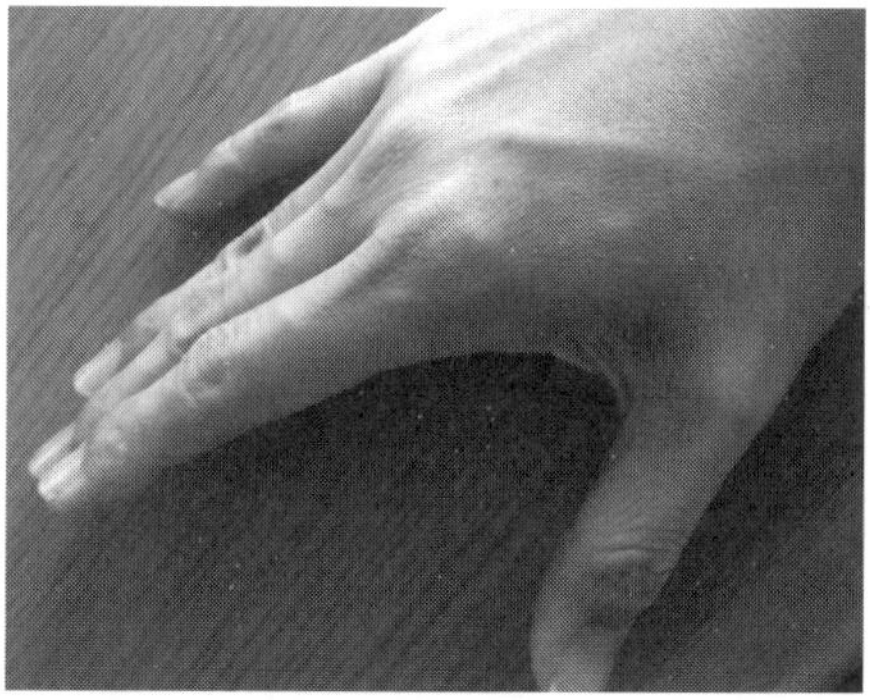

きれいになった手の湿疹

こうして、私はホメオパスの先生に診て頂きながら、助産師さんに支えてもらいながら、いち早くきれいになった息子の湿疹を見て励みにしながら、体にも心にも起こった好転反応を繰り返し乗り越えて、いつしか手の湿疹がきれいになっていきました（写真）。私が『ホメオパシー　ＩＮ　ＪＡＰＡＮ』という本を読んで、「このずっと治らなかった湿疹は、出しきれば治る！」そう確信したことは、間違いありませんでした。

そして体のことだけではなく、私はホメオパシーに出会い、日本にホメオパシーを広げた由井寅子先生のもとでホメオパスになるための勉強をし、たくさんの好転反応を乗り越えながら、たくさんの気づきをもらい、生き方そのものが大きく変わりました。

ホメオパシーの醍醐味はまさにそこにあると、私は思っています。

自分が病気になった意味を知り、これまでの考え方や価値観を見直し、生き方を変えていく、それが病気になる本当の価値であると思います。その話はまた4章でお話ししたいと思います。


【ケース】難治性疾患である掌蹠膿疱症《しょうせきのうほうしょう》が改善（治癒）したケース

ここで、好転反応があり、皮膚の状態が悪化したのち、皮膚病が治ったケースを紹介します。

Kさんは50代後半の女性で、掌蹠膿疱症という皮膚の病気を発症しました。掌蹠膿疱症とは、皮膚病の一つで、手のひらや足の裏に無菌性の膿疱が出現する皮膚疾患です。長い間、良くなったり悪くなったり（軽快・増悪）を繰り返し、なかなか治らない難治性疾患と言われています。

一般的な西洋医学での治療法は、ステロイド剤を塗る、紫外線療法を受ける、ビオチン療法などがあります。この病気は、芸能人の奈美悦子さんがかかり、本を出版されたので、ご存じの方もいらっしゃるかもしれません。

Kさんは左足の踵の部分に掌蹠膿疱症が現れました。始めは、ステロイドや紫外線療法を受けていましたが、元々薬が苦手で、紫外線療法の後は具合が悪くなるなどの症状があったため、ホメオパシーの健康相談会を受けられました。

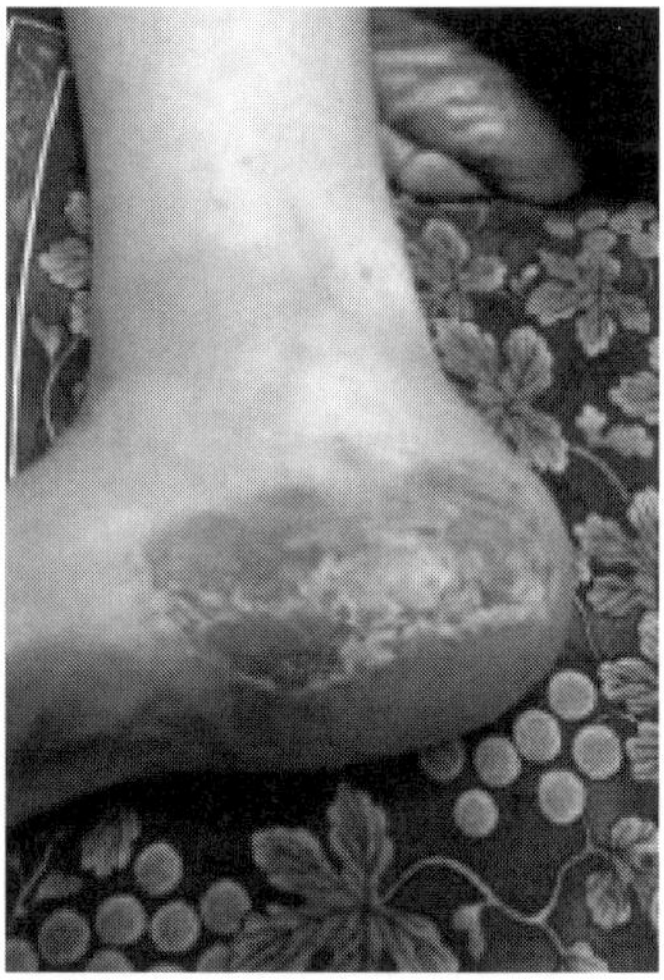
写真①

２０１１年8月の状態です。（写真①）
左足の踵の部分が、始めは乾燥して、ひび割れしていましたが、だんだんとその周囲に小水疱が出始め、それが割れ、膿が出て、潰瘍化し、どんどん広がっていくという状況です。
痒みが強く、洗うと好転するので、１時間おきに足を洗うという状況であり、また、痒

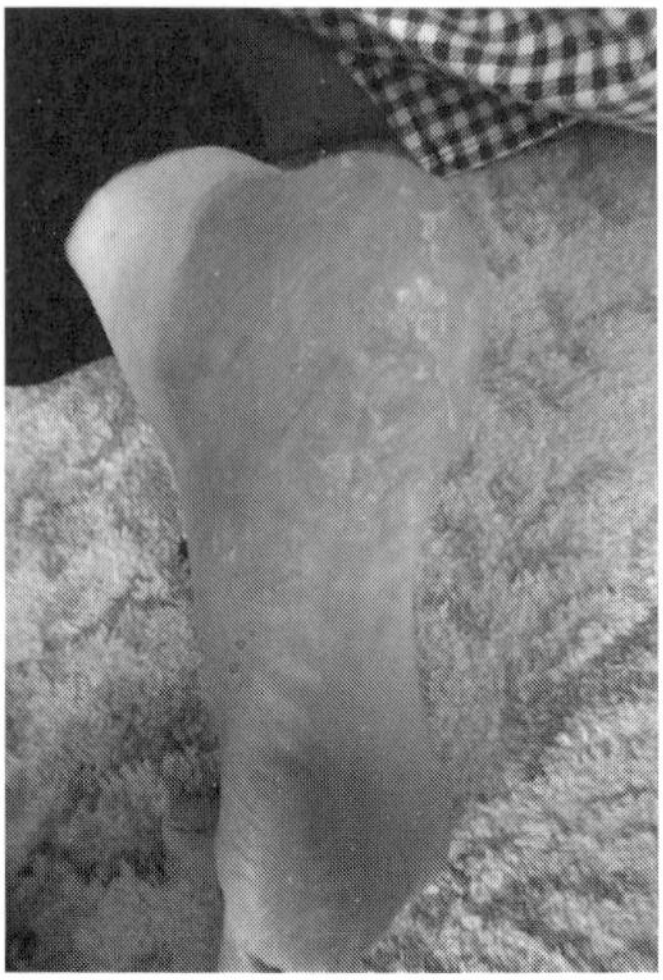
写真②

みは特に甘いものを食べると悪化します。健康相談会を受け、レメディーを摂り、このように変化しました。２０１１年12月の状態です。（写真②）

湿疹が足首のところまで広がっているのがわかるでしょうか？

未だに小水疱ができ、それが大きくなってつぶれ、黄色い膿がでています。湿疹が広がると、多くの方は心配になり、また薬をとってしまう方が多いですが、Ｋさん自身は、好転反応にきちんと理解があり、この状態になっても薬も塗らず我慢してくれました。また他の好転反応としては、便秘になり、元々肺気腫を患っていた過去もあり、咳もひどくなりました。

Ｋさんは、ホメオパシーのカレンデュラ（キンセンカ）が入ったクリームを使いつつ、ビワの葉を煎じたものを飲んだり、それで足を洗ったりもしていました。再び健康相談会を受け、新たにレメディーを摂りました。

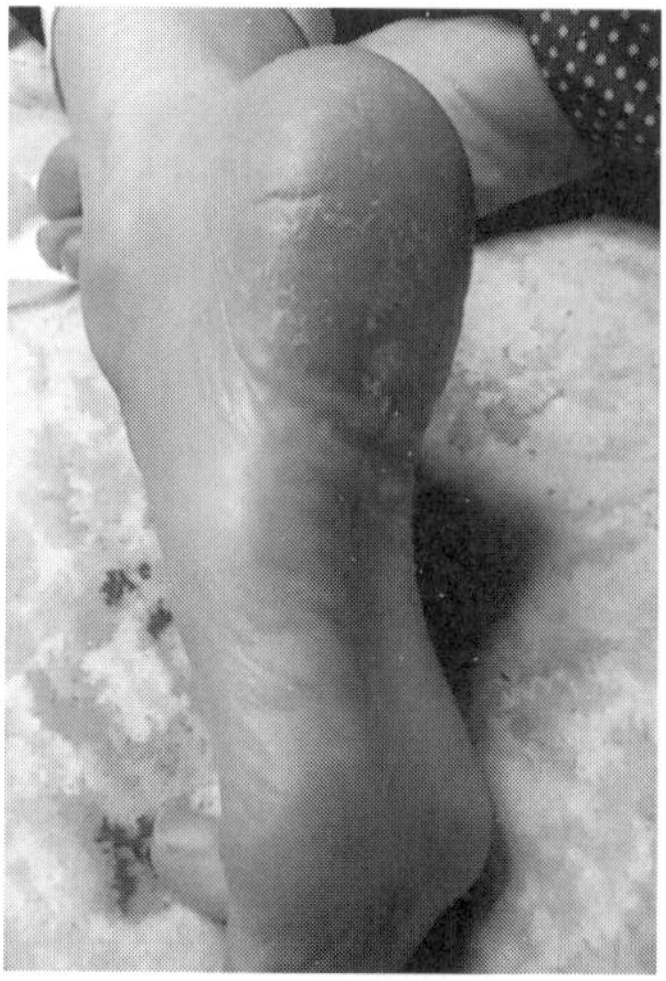

写真④

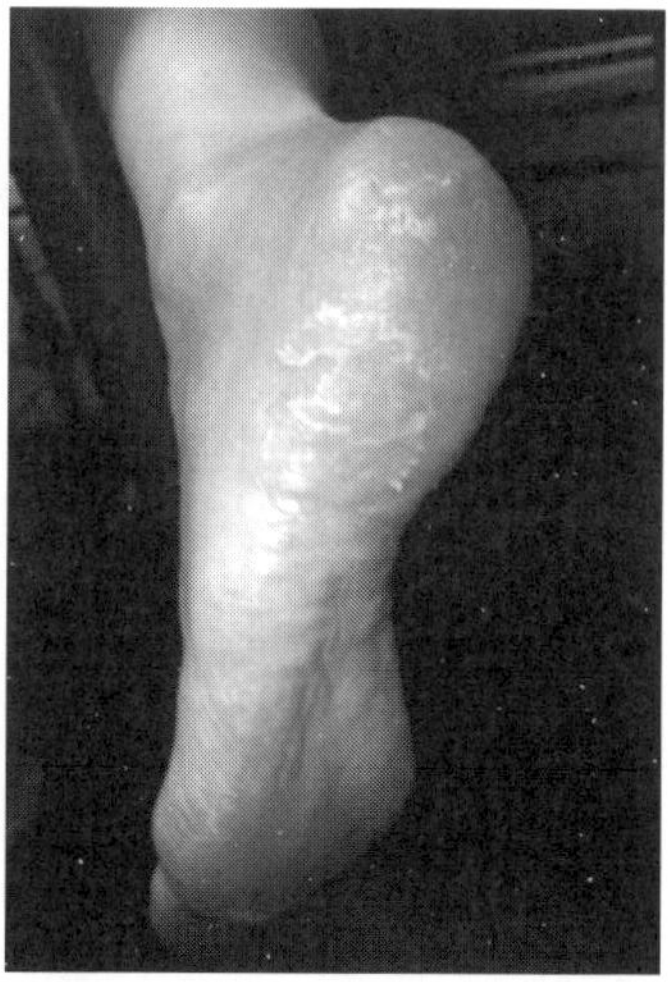

写真③

その約3か月後の12年3月の状態です。（写真③）

湿疹が広がる傾向が治まったことに加え、痒みは激減し、赤みもほとんどありません。

皮膚の皮がむけ、小さな破片となって剥がれ落ちる状態です。便秘はまだありますが、咳は落ち着きました。そしてもう一度健康相談会を受け、新たにレメディーを摂っていただきました。

そして、2012年12月、掌蹠膿疱症の症状はほぼ改善しました。（写真④）

痒みはあるものの、軽く掻くと治まる程度です。

2013年12月の写真。（写真⑤）

皮膚の赤みもなく、痒みもありません。こ

れまで症状の合った時は、足には常にクリームを塗り、包帯で覆っていなくてはいけませんでしたが、この年の夏は裸足で快適に過ごせたそうです。

このように、ホメオパシーは、症状を薬で抑えるのではなく、自己治癒力を触発し、症状を押し出すことによって治癒に導く療法です。このケースは、どのように好転反応があ

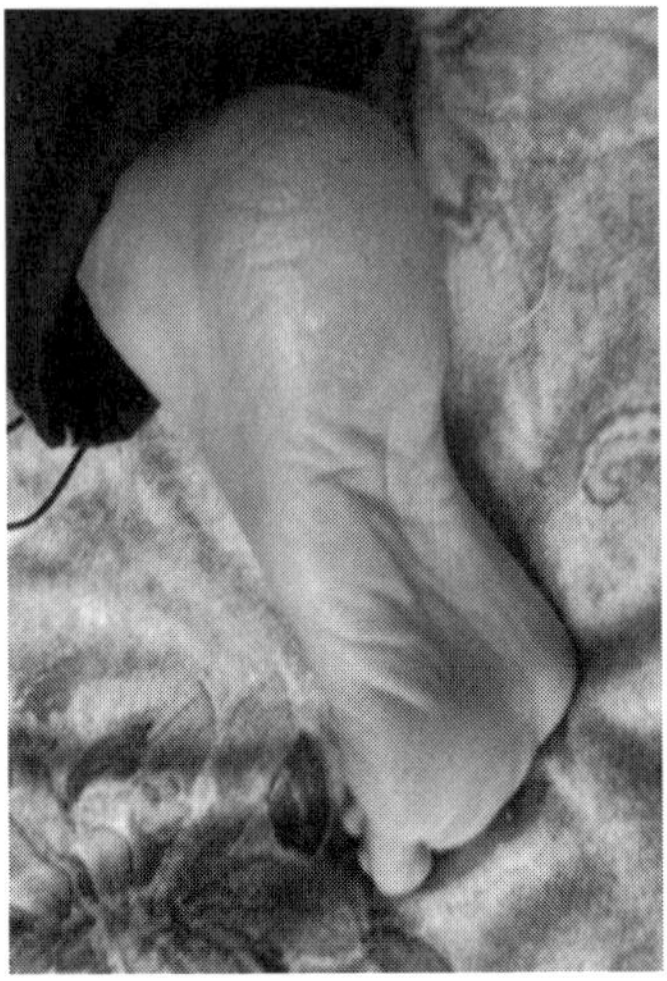

写真⑤

り、治癒に向かっていくのか、そのことがよく理解いただけるかと思います。

そして、ホメオパシーでは、体の症状だけではなく、心の問題にも取り組み、レメディーを摂ってもらうため、心にも変化が起きます。

Kさんは、いつも優しく、明るく、家族のために尽くすというタイプの人です。この方が10才の頃、お母さんが病気で倒れ、それからKさんは小さいながらも家族5人分の洗濯や料理をしなくてはいけなくなりました。そして嫁いだ先も、農家の本家であり、舅・姑と同居し、仕事・家事・農作業をこなさなくてはならない環境でした。そんな中で、

「私さえ我慢すれば問題は起きないんだ。私がやらなくてはいけないんだ」と考えるようになったそうです。

しかしレメディーを摂っていくうちに、「無理はしなくてもいいんだ。できないものはできない」と思えるようになりました。

ホメオパシーではこのように、症状を改善するのみでなく、考え方、生き方そのものが変わり、心が軽くなるという点でも素晴らしい療法だと思います。

【ケース】お母さんがとった精神薬で、昼寝もしないTちゃん

0歳、女の子のTちゃんは、アトピー性皮膚炎で、お母さんと電話での相談会を始めました。生後2か月で顔に湿疹が出始め、どんどんそれが広がり、浸出液が出ている状態でした。おかあさんも痒がる我が子を見るのが辛く、それを自分のせいと責めて、「ごめんなさい」と謝っていました。それでも、相談会を重ね、お母さんは少しずつ自分を責めることをやめ、アトピー性皮膚炎はお母さんが「ゼロ」と言うほどに改善しました。

しかしこの子は、アトピー性皮膚炎のほかに、金切り声をあげるという症状がありました。生後8か月の頃から、金切り声をあげ、全く昼寝もしない、夜もなかなか寝付かず、寝入るまでに2時間かかることもよくありました。寝るのが仕事くらいの赤ちゃんが、寝ないというのは、普通のことではありません。

実はTちゃんのお母さんは、妊娠前から精神面が不安定で、精神科にかかり、精神薬や睡眠薬を飲んでいました。妊娠直前まで、かなりの量の薬を摂っていたのです。

本来、人は自律神経によって、仕事や勉強をするとき〝戦闘態勢モード〟の交感神経と、〝家でのリラックスモード〟の副交感神経と、このふたつの神経を無意識に自然と切り替えて生活しています。しかし抗うつ剤などは、薬で無理やり〝交感神経優位モード〟に切り替えることによって、鬱の状態が続くことを回避します。Tちゃんの場合、お母さんの体に溜まった薬の影響で金切り声をあげ、昼寝もしない、という状況になっていることは充分考えられました。

そのことをお母さん自身とても自分を責め、薬のせいで娘がこうなってしまったと悔やんでいらっしゃいましたが、「その時は薬の影響があることを知らなかったし、薬に頼らなければ、辛くて自傷行為を繰り返していたのだから、それで良かったんですよ」と私はお話しながら、相談会を続けていきました。

ホメオパシーは同種療法ですから、薬の影響でそのような症状が出ているなら、その薬のレメディーを摂り、薬の害を押し出すことによって、その症状をなくすことができます。私はTちゃんに、精神薬のレメディーを中心に選び、何度か摂ってもらいました。そして相談会を続け約1年後、お母さんから「金切り声を出さなくなった」と報告がありました。とっても嬉しい報告でした。

時系列でみるホメオパシー

昨今、「妊娠中でもインフルエンザのワクチンをうってもいい」、「妊娠中でもこの薬は問題ない」と、妊娠中のワクチン接種や服薬が増えているように思います。確かに、妊娠中でも薬を摂る必要がある場合はあると思います。しかし、安易にワクチンをうける、薬をとるのはいかがなものでしょう。ワクチンを接種したとき、薬を飲んだとき、その場で症状が現れたり、命の危険がなければ、薬をとっても大丈夫！という風潮を私は危惧しています。なぜなら、さきほどの金切り声をあげ、夜も寝ないTちゃんのように、明らかに薬の害がその後の子供に影響を与えているケースがとても多いからです。

兄弟でアトピーを発症していても、お母さんが妊娠中にインフルエンザのワクチンをうっている場合、その子の方がアトピーが酷くなることがあります。お母さんが上の子を産んだあと、数年にわたってワクチンをうったことにより、下の子が悪性リンパ腫と診断された子もいます。その後インフルエンザワクチンのレメディーをとることによって、この悪性リンパ腫は改善しました（『ホメオパシー子育て日記〜アトピー編〜』ホメオパシー出版・中村房代著）。

「そんなことでたらめだ！　因果関係がない！」とおっしゃる方も多いと思います。しかし、西洋医学は、〝今そのとき〟の症状はみるけれど、過去にどんなことがあり、どんな経験をし、親はどんな病気になり、これまでどんな薬やワクチンをとってきたかなど、相対的にみることはあまりありません。その後、どのような病気になっているか、症状の変遷をたどることもあまりないのではないのでしょうか。さらに、○○科、○○科などに分かれ、体全体をみるということもしません。

一方私たちホメオパスは、クライアントさんの病気をその人全体で捉え、時系列で病気の原因を探っていきます。「このステロイドがアトピーを作っているかも!?」「このワクチンがこの喘息やアレルギーを引き起こしているかも!?」そう考えて、そのレメディーを出していきます。そうすると、アトピー、喘息、アレルギー、その他の西洋医学では治らないとされる病気が治っていくのです。

今その場限りで問題がないからと、安易に薬やワクチンをとるのは、リスクがあることを覚えておいてほしいと思います。

昨今、薬やワクチンに疑問を感じる若いお母さん方が増えています。ステロイドを使わずにアトピーを乗り越えたい！と多くのお母さんたちが、小さい子供を連れて、私のホメオパシーセンターを訪れてくれるし、薬をつかわず病気を乗り越えたいと、薬を使わない小児科である高野弘之先生の院長をつとめる東京用賀の豊受《とようけ》クリニックは予約が取れないほど人気です。

科学的に治ったと言えなければ治ったとは言えない!?

「ホメオパシーは科学的根拠がない！」と批判される方も多くいらっしゃいます。「科学的に治ったことが証明されなければ治ったとは言えない！」と言う方もいます。しかし大事なことは、「科学的に証明できるかどうか?」でしょうか?

それよりも大事なことは、「今、目の前のクライアントさんの体や心が根本的に楽になるかどうか?ではないでしょうか?」


私の90歳を越える祖父は、腰や足の痛みや痺れが辛く、家族の反対を押し切り、頚椎症の手術を受けました。その他の病院では「手術を受けてもあまり変わらないでしょう」と親切に正直に言って下さったけれど、一件「手術をすれば良くなります!」という病院を祖父自ら見つけてきたのです。そうして高い手術代を払い、手術を受けました。しかし、頚椎症の痛みは一切変わりませんでした。ここが祖父のすごいところですが、祖父は再びその病院に行って「全然痛みは変わらないじゃないか!」と訴えました。するとその医師は、「手術自体は成功したんですけどね」と言ったそうです。

それって手術は成功したって言えますか? 痛みが一切とれていないのに、成功したんですか? 痛みがなくなることを成功と言うのではないでしょうか? もうはっきり言って落語の世界です……。

第3章　アトピーとは？

ステロイドは湿疹を抑えているにすぎない

何度もお話しているように、ステロイドは湿疹を抑えているにすぎません。「ステロイドをやめるとまた湿疹が出てきてしまう」というお声をよくいただくし、私自身何度も経験しているので、ステロイドは湿疹を抑えているに過ぎないということは、間違いのない事実です。

ではステロイドで湿疹を抑えるとどうなるでしょう?

湿疹は身体に溜まった老廃物を出しているのですから、ステロイドで抑えられた湿疹は、また別の場所から老廃物を排泄します。アトピーの範囲がどんどん広がっていくのです。

私の手の湿疹の場合は、右手の薬指で始まりましたが、ステロイドを塗るたびにその範囲は広がり、右手いっぱいに、そして左手にも広がっていきました。

一方息子の頬に出た湿疹は、一度もステロイドも他の薬も塗らず、出しきったので、その後広がることはなく、アトピーになることはありませんでした。

生まれたばかりの赤ちゃんは乳児湿疹として、顔や頭皮から湿疹を出す子が多いですが、それをステロイドで抑えると、だんだん体へと広がっていきます。

それをよく表しているエピソードがあります。

私の健康相談会にかかってくれているクライアントさんは、１歳のお子さんでアトピーを持っています。始め顔に湿疹が出てきたので、病院に行くと、お医者さんから、湿疹の出ている顔だけでなく、湿疹が出ていない体全体にもステロイドを塗るよう言われ、大量のステロイドが処方されました。

「このままだとアトピーになるから、弱いステロイドを全身に塗り、少しずつ減らしましょう。絶対に良くなるから。私を信じて下さい」と言われたそうです。つまり、お医者さんも経験上、顔にだけステロイドを塗っても、今度は身体から湿疹が出てくることを知っているため、あらかじめ全身にステロイドを塗るよう指示するのでしょう。

このお母さんは賢かったため、しばらくはステロイドを塗ったけれど、疑問を感じ、ホメオパシーにたどりつき、うちの相談会にかかってくれています。

ステロイドってそもそも何？

ここでステロイドについて少しお話しします。

ステロイドとは、もともと人間の腎臓のとなりにある副腎という器官で作られるホルモンです。このステロイドは、炎症を抑える働きをします。人間は、体で炎症をおこしたとき、自分自身の体で、自分自身の力で、この炎症を乗り越える働きを持っているのです。自分自身の力で、炎症を乗り切ることができると、問題が解決されているので、あとあと尾をひくことはありません。

このステロイドを、人工的に化学合成して作ったのが、お薬のステロイドです。人間はそもそも自分の体でステロイドを作って、炎症を抑える働きがあるのに、それをお薬のステロイドを使い続けるとどうなるでしょう？　体はすねてしまいます。「なんだ！　外からステロイド塗ってくれるなら、ぼくはステロイド作らなくてもいいよね！」となってしまうのです。こうして自分のステロイドを作る副腎は、自らステロイドを作ることをやめ、さらに人工的なステロイドが身体に入ってくることによってボロボロになっていきます。

よく、ステロイドをやめるとリバウンドが起きるといいますが、それは自分のステロイドが作れない状態で、薬のステロイドをやめるから、自分の力で炎症を抑えることができなくなっているため、リバウンドとして症状が悪化してしまうのです。ですから、アトピーを乗り越えるときには、この副腎を正常な機能に戻してあげることが必要になるし、それはホメオパシーが得意とするところです。

ステロイドは現在様々な病気に使われています。

アトピーのみならず、喘息、アレルギー、リウマチ、ネフローゼ、膠原病など、その用途は多岐にわたります。ステロイドは時に命を救ってくれる、大変貴重なお薬であることは間違いありません。

喘息などで、呼吸不全に陥ったときは、ぜひためらうことなくステロイドを使ってください。

しかし、お薬のステロイドは、物質であるがゆえ、当然副作用もあります。

感染症にかかりやすくなる、動脈硬化が進む、骨粗鬆症になる、糖尿病にかかりやすくなる、ムーンフェイスといって顔に脂肪がつくなど、一般的に知られるステロイドの副作用は多いです。ホメオパシー的に言えば、ステロイドが原因となっている医原病は枚挙にいとまがありません。それは、タイムライン（これまでの症状の経過）を見ればわかることは多いし、ホメオパシーのレメディーでステロイドの害だしをすると治る病気があるので、病気の原因はステロイドだと考えられるケースが多いのです。そしてその代表例がアトピーです。

命にかかわるとき、どうしてもここ一番で湿疹を抑えたいときなどは、ステロイドを使うことに私は賛成ですが、しかし根本的に治したいと思っているなら常用することはあまりおすすめできません。

ステロイドはいつか効かなくなる

私のところには、多くのアトピーで悩む方がいらっしゃいますが、その多くの人は、「ステロイドはもう効きません」とおっしゃいます。ステロイドは使っているうちに効果がなくなる、ということがよく起こります。私が手の湿疹に悩んでいた頃はまさにそれで、始めのうちはよくステロイドは湿疹を抑えてくれていましたが、しばらくすると効かなくなります。

そしてまた新しいステロイドを使うのですが、それもやがて効かなくなる。そして今度はもっと強いステロイドを使うのですが、それもまた効かなくなる。

私はよっぽど色々な種類のステロイドを塗ったのでしょう。いつだか、どの薬局に行っても手に入らないほど、珍しいステロイドを出されたことがありました。処方箋を持って、色々な薬局を駆け回ってようやくそのステロイドを手に入れたことがありました。

ある40代の女性で、アトピーで悩むクライアントさんがいます。

小さい頃からアトピーで、高校生のときに顔に湿疹が噴出し、大変なことになりました。すぐに病院に行くと、とても強いステロイドを処方してくれたそうです。そのステロイドはとてもよく効いて、あっという間に顔はきれいになりました。

しかし数か月すると、また顔に湿疹が戻ってきてしまいました。そしてまた、あのステロイドをくださいと言ったけれど、もう二度とその強いステロイドは効きませんでした。

その後も、化粧下地代わりにステロイドを顔に塗っていたそうですが、やはりアトピーで一番症状が重いのは顔です。

ステロイドで症状を抑えると病理が深化する

全身に広がった湿疹を、さらにステロイドで抑えていると、体はどうなるでしょう？体は皮膚から出すことを諦め、今度は肺から老廃物を出そうとします。そう、咳と痰です。しかし一般的には、咳は出てはならない、痰は出てはならないと考えられるため、多くの人は病院へ行きます。そこでまたステロイドや気管支拡張剤を摂ります。それを繰り返しているうちに喘鳴となり、喘息と診断され、さらに薬が出されます。

実際、私の相談会にくるアトピーの子供の多くは、アトピーとともに、喘息を持っています。そしてタイムラインを見ると、やはり乳児湿疹やアトピーにかかり、そこに薬を摂り、その後喘息を発症している子が多数います。そしてホメオパシーを始めると最初に喘息が良くなります。ホメオパシーは改善の方向性として、新しい病気から古い病気へという法則がありますが、まさに先に喘息がよくなり、前に持っていた湿疹が出始め、そして湿疹がおさまっていきます。

このように、薬で症状を抑えていると、やがてより深い病気になっていきます。アトピーで命の危険を伴うことはそう多くはありませんが、喘息になってしまえば、命の危険を伴うわけです。

しかし普通は、この喘息をまたステロイドや気管支拡張剤で抑えます。するとどうなるか？　今度は、体は、肺から出すことを諦め、今度は腸に老廃物を溜めてしまいます。それがアレルギーであるとホメオパシーでは考えられています。腸にもう充分異物があって、「もうこれ以上体に異物を入れないで」というのが、アレルギー症状です。もうこれ以上体に異物をいれてほしくないので、口を腫らしたり、喉を腫らしたりして、からだの中に異物をいれないようにするのです。

咳や鼻水、涙といったアレルギー症状も、体を守る正しい反応なのです。

咳は痰をしっかり出しきろう

喘息の話が出たので、咳についても書いておきます。

咳は気管や肺に溜まった老廃物を押し出そうとして出ます。咳もまた、湿疹と同じようにありがたい症状なのです。

ですから、咳は空咳のうちは、まだまだです。空咳のうちはまだ老廃物を出せる力がありません。しっかりと痰が出るようになり、痰を出しきると咳はおさまります。痰が出るということは、体にたまったゴミを出す大切な症状なのです。

こんなことがありました。

もともと私の夫の家系は肺が弱く、息子も肺の弱さを持っています。息子が幼稚園の年中さんの頃、咳が止まらないということがありました。咳込むと止まらなくなって、とても苦しそうです。夜中に目が覚め、咳こんだり、そのまま吐いてしまうことも何度もありました。そしてそれは数週間続いていました。

そこで私は息子に空咳に良いブライオニア（ブリオニアという植物）を、健康相談会用のアルコールにしたレメディーにして息子に飲ませました。

すると、息子の咳は空咳から、しっかりと痰が出せるようになってきました。痰が出せるようになると、咳もおさまると私は知っていたので、小躍りして喜んでいました。

ある朝、息子を幼稚園に連れて行くと、幼稚園の担任の先生が心配そうに、「咳はどうですか？」と聞いてきました。息子の咳がかなり長引いていたので、気にかけてくださったのです。私は、「ようやく痰が出るようになったんです！　あー良かった！　ご心配おかけしました！」と笑顔でお答えしました。だけどその先生は眉をしかめ、ずっと心配そうな顔をしていました。私はなんで先生はあんな心配そうな顔をしていたんだろう……と不思議に思っていました。

そして数日たってから、ようやく気が付きました。

「あ！　そうだった！　世間一般では痰は出てはいけないんだった。痰が出るようになりました！と喜んでいた母親である私をいぶかしげに見ていたんだわ！」

私にとって痰が出ると咳はおさまるということは当たりまえになっていたのですが、世間一般では良くないということをすっかり忘れていたのです。そりゃあ頭のおかしい母親ですよね。

息子の咳ですが、ブライオニアというレメディーを摂り、痰が出るようになってからは、数日して咳がおさまりました。素晴らしいですね！

炎症もありがたい

よく咳などで心配されるのが、肺炎かと思います。

クライアントさんからもよく、「肺炎になったら抗生物質を摂ったほうがいいですか？」という質問をいただきます。

実は炎症もありがたい症状です。

体にある異物やウイルスを排泄しようと、その患部に白血球が集まってきて、異物やウイルスを排泄するのが、炎症です。だから炎症を無理やり薬で抑えてしまうと、異物やウイルスが身体に残ってしまうということになります。

そしてその異物やウイルスと戦った白血球の死骸が膿となって排泄されるのです。だから炎症を乗り越え、せっかく出そうとしている膿を止めてしまうと、また症状は振り出しに戻ってしまいますよね。

よく小さいお子さんのいるお母さんたちから、「あら、鼻水が緑になってきたね。今日は病院に行かなきゃいけないね」という声を耳にします。私はそれを聞いていて、「なんてもったいない！」と思ってしまいます。せっかく炎症を起こして、戦った白血球の死骸の排泄がその緑の鼻水なのに、それを薬で抑えるなんて、なんてもったいない！と思ってしまうのです。

咳は空咳のうちはまだまだ、痰が出るようになったらＯＫ、しかも緑の痰なんかが出ると咳も終わるというサインであると同じように、鼻水も透明で水のようなものが出ているうちはまだまだで、黄色や緑になると、もうそろそろ終わりだよという体からのサインになります。

また子供によくある症状として、中耳炎がありますが、これもまさに炎とつくから炎症ですよね。子供は親から受けついだ老廃物や、予防接種など、生まれてから身体に入った異物をなんらかの形で排泄しようとします。そして炎症を起こし、膿を耳の穴から出すのが中耳炎とホメオパシー的には考えられます。中耳炎も子供が繰り返す症状の代表的なものです。お子さんのクライアントさんで、繰り返す中耳炎を訴えるお子さんはとても多いです。

中耳炎もまた、ふつうは薬で抑えてしまうので、繰り返すはめになります。そしてそのうち鼓膜切開となってしまうのです。何度も中耳炎で鼓膜を切開し、そのたびに全身麻酔をうち、そのうち発達障害と診断されたお子さんもいます。麻酔は痛みを取り除いてくれるありがたい存在で、麻酔なしには手術はあり得ませんが、それでも麻酔は身体に残り、悪影響を及ぼすとホメオパシーでは考えられています。

ある9才の男の子は、「耳がくさい」と言って、お母さんが相談会に連れてきてくれました。レメディーを摂っていくと、耳が痛くなり、ドロッとした膿の塊が出て、それから耳の臭さがなくなりました。いつも耳を痒がり、耳をいじっていたこの男の子は、それ以降、耳をいじることはなくなりました。一度鼓膜を切開した人は、レメディーを摂ると、また鼓膜が破れ、また自然に再生するというケースが多いです。そのときとっても痛いそうですが。

とはいえ、中耳炎は子供がとても痛がるので、親としては病院に駆け込みたくなる気持ちはよくわかります。私には今6歳になる姪がいますが、その子も何度も中耳炎を繰り返していました。そのたびに病院へ行って薬をもらっていました。あるとき、また中耳炎になり、「痛い痛い」と泣き、親がこれは病院かなと思ったとき、ホメオパシーのレメディー・ポースティーラをあげてくれました。するとしばらくすると痛みがなくなり、ケロッとまた遊び始めたと言います。こんなときに、やっぱりホメオパシーのレメディーキット（基本的なよく使うレメディーが揃ったレメディーセット）が手元にあるととても便利だし、お母さんはそれを使いこなす知識が少しでもあると良いと思います。

うちの息子も一度中耳炎になりましたが、彼はあまり痛くなさそうでした。熱の後に中耳炎になり、耳から膿をタラタラと流していました。まさに熱を出して、老廃物を溶かし、それが膿となって耳の穴から出てきたんだなと思いました。このときレメディーでしっかり押し出すことができたので、その後二度と息子は中耳炎にはなっていません。

皮膚から出せるのは強い

話をアトピーに戻しますね。

これまでお話したように、皮膚から老廃物を排泄することを、ステロイドなどの薬で抑えてしまうと、病理はどんどんと深くなります。すなわち、皮膚から出せているうちは、とても良いし、肺・腸などに老廃物を押し込めてしまうと治癒にも時間がかかります。

息子もそうでしたが、生まれたばかりの赤ちゃんが、乳児湿疹として湿疹を出すことは非常に多いです。これは両親、また先祖代々から引き継いだ老廃物を赤ちゃんが受け継ぎ、それを排泄するとホメオパシーでは考えられています。赤ちゃんは、まだ身体の負荷、心の負荷も少なく、押しだす力があるので、乳児湿疹として排泄できる力があるということです。ですから乳児湿疹がでたときは、かわいそうに思えるけれど、どうかそのまま排泄させてあげてほしいと思います。病理が複雑化する前に、皮膚から出せることは良いことです。

第2章でお話したように、私は予防接種のあとに皮膚発疹を出しました。それは、体に入った異物を押し出そうと、体は一生懸命だったのです。私はずっと皮膚発疹や鼻炎などに悩まされてきたので、私の身体はずっと弱いと思っていました。しかし、ホメオパシーを知ってから、この考えは一変しました。

私の身体は皮膚や鼻から異物を出せる強い体だったのです。

アトピーになれる人は、とっても強いんです!!

200年前にホメオパシーを創ったドイツ人医師・ハーネマンは、その著書『慢性病論』でこのように書いています。

「昔、人は皮膚の病気しかなかった。その皮膚病を抑圧してから精神病が生まれた」と。

つまり皮膚病を抑圧するから、精神が病むと言っているのです。

皮膚から出せるということは、体が強いということであり、それを抑えると精神をやむということをきいて、私はとても納得しました。

実は兄弟でこのような例がよくあります。長男、長女は、あまり精神が強くなく、心療内科に通ったり、精神薬をとっている。でも持病のようなものはなく、体はとても元気。

一方、弟・妹は皮膚は弱いけれど、精神面はタフ。

これは、兄・姉が健康なのではなく、弟・妹の方が皮膚から出せる力があるということです。姉と私もそうでしたが、こういう兄弟は結構います。

それも仕方なく、母親の体に溜まった老廃物の影響を、長男長女が大きく受けるということなのだと思います。

実は、長男長女で生まれてくる人は、お母さんの体をきれいにしてあげたくて、お母さんを幸せにしてあげたくて、自ら望んで生まれてくるんですけどね。

序章でもお話しましたが、皮膚から出せるということは、体がとても強いということ！

ぜひ知っておいてくださいね！

ガンから治る過程で帯状疱疹がでる

私のホメオパシーセンターには、アトピーなどの皮膚疾患以外でお困りの方以外もいらっしゃいます。お子さんでは、喘息、アレルギー、鼻炎、癲癇、発達障害、中耳炎、吃音、夜尿症など、そして大人では、アトピーの方も多いですが、偏頭痛、甲状腺腫、リウマチ、変形性膝関節症、大腸ポリープ、子宮筋腫、卵巣嚢腫、子宮腺筋症、耳鳴り、パニック障害、子育てのお悩み、心の問題などなど多岐にわたります。

アトピー以外の症状で来る方たちが、ホメオパシーの健康相談会を受け、レメディーを摂り、好転反応がでると、皮膚発疹が出てくることが多いです。それは顔や目が腫れたり、蕁麻疹のようなものが出ることもありますが、とにかく皮膚から老廃物を排泄しようと身体が働き始めるのです。そうすると、「よし！　病気がよくなるぞ！」とホメオパスは思うわけです。皮膚から出せるということは、身体が強くなって、出す力があるという証拠になるのです。

ホメオパシーの日本での第一人者、由井寅子先生がよくおっしゃいますが、ガンが治る過程では、よく帯状疱疹になるそうです。帯状疱疹とは、水疱瘡と同じウイルスによって起こり、神経に沿って帯状に発疹し、痛みを伴います。ガンはとくに複雑化した病理の深い病気ですが、ガンが治る過程では、皮膚から身体の老廃物を出そうとして、帯状疱疹になるのだそうです。

『ガン呪縛を解く！』の著者・稲田芳弘さんも、ガンが治る過程で帯状疱疹のような痛い皮膚発疹が出たことをその著書の中で綴っています。

ついでに言えば、ガンすらも『症状はありがたい』のであって、ガンは行き場のない、身体に溜まった老廃物を一か所に集め、体に拡散しないようにしてくれています。ガンもありがたいのです。

子供のかかる感染症は皮膚からの排泄

皮膚から出せることは良いこと！ということを表すのに、とても良い例があります。それは子供がかかる感染症です。

何かと嫌われ、うつる！と敬遠される子供のかかる感染症、たとえば、はしか、水疱瘡、とびひ、手足口病、溶連菌などがありますが、これらの感染症はこどもにとってとても大切な病気です。

こどもはこれらの感染症にかかることによって、親から受け継いだ老廃物を排泄しようとします。これらの感染症は皮膚から湿疹を出しますが、親からの老廃物の排泄経路として最も効率的なのが、皮膚というわけです。

とくに水疱瘡は、親から受け継いだ膿を排泄する病気と言われています。水疱瘡にかかることによって、親から受け継いだ膿を排泄し、体は丈夫になるのです。アトピーの子が水疱瘡にかかり、薬で抑えることなく出しきったときに、アトピーが治るというケースはとても多いです。

しかし、今は水疱瘡の予防接種というのがあって、水疱瘡にかからないようにしてしまいます。女の子は跡が残るからかわいそうとか言って。私にしたら、体に膿を溜めてしまうほうがよっぽどかわいそうと思うのですが……。

水疱瘡のワクチンをうつということは、水疱瘡のウイルスを体に入れるということです(不活化していますが)。さらに、実際水疱瘡にかかると、今度は亜鉛華軟膏という白いクリーム状の薬でその発疹を抑えてしまいます。

これまで、子供のかかる感染症は、一度かかると、もうかからないと言われてきました。それは自然免疫といって、生涯にわたる免疫を獲得できるためです。しかし今、何度も水疱瘡にかかる子がいます。それは、症状を薬で抑えること、予防接種でウイルスを体にいれること、これが原因と思われます。本来自分がかからなくてはいけない水疱瘡にかかり、薬で抑えたことによってもう一回かかり、予防接種でウイルスを入れたことによりもう一度かかり、親もきちんと水疱瘡にかかっていないためその分もかかり、と今の子は何度も水疱瘡にかかってしまうと考えられます。

とびひは抗生物質の害だし

ホメオパシー的に言えば、とびひは抗生物質の害だしと言われています。とびひにかかることによって、これまでにとった抗生物質を体から排泄するのです（親が摂った抗生物質もです）。

大人がとびひになることはあまりありませんが、子供はよくなりますよね。これも子供は皮膚から出せる力があることを証明するひとつの例だと思います。そしてこのとびひにかかることによって、アトピーが良くなる子も多いです。

私が配信しているアトピーのメールセミナーを読み、お子さんのとびひを薬で抑えることなく乗り越えたあるお母さんが、「とびひにかかったあと、子供のアトピーがきれいになりました」と写真を見せてくれたことがあります。それはそれは、大変な症状でしたが、お母さんは「症状はありがたい。この子は出す力がある」ということをしっかり理解し、大変なとびひを、ホメオパシーのレメディーの助けを借りながら、乗り切ってくれました。

とびひも、何回もかかかる子がいますが、抗生物質の害を出しきるには、何度もとびひにかからなくては出しきれないという状況なのでしょう。

このように、子供のかかる感染症は、アトピーを乗り越えるのに、大いに助けてくれることがあります。ぜひ予防接種で抑えることなく、薬で抑えることなく、症状を出しきってほしいと思います。ただ、自己治癒力がきちんと働かない、臓器がしっかりしていないというときは、自力で乗り越えるのは難しい場合もあるでしょう。感染症に対するレメディーもたくさんありますので、そういうときはぜひホメオパシーのレメディーの力を借りてください。自己治癒力を触発し、押し出す力を高めてくれます。それでも不安な場合は、ホメオパスに相談するということもおススメです。また、免疫が低い場合、症状を乗り切る力がない場合は、ためらうことなく西洋医学の力を借りてください。西洋医学は、そのようなときに、命を救ってくれるありがたい医療です！

痒いも痛いも同じ！

アトピーで一番辛いのは、痒みかと思います。

とくに痒みは、夜布団に入ってから始まるという方が多いです。ひどい人は、夜なか中痒みで眠れず、朝方になってようやく眠れる。ようやく眠れたのに、朝になり、会社や学校に行かなくてはならない。お子さんがアトピーの場合は、痒みで泣き叫ぶ子供を親が寝ずに掻いて看病して、もう何年もまともに寝ていないという方もたくさんいらっしゃいます。

あるお子さんは、痒みがひどく、毎晩毎晩お父さんとお母さんが交代で掻いてあげて、もう６年は寝ていないと言っていました。お母さんは、子供を抱っこしたまま、ベランダから飛び降りようかと思った。そうすれば楽になるんじゃないかと。またある方は、この子を置いて家を出たら、どれほど楽になるだろう。と途方に暮れていました。

痒いということはそれほど辛く、苦しく、心までも病んでしまうのです。

ただ、痒いというのは、痛いと違って、悪いこととされてしまうことが多いです。

「痛いはかわいそう」だけど、「痒いは我慢しなさい」となることが多いのではないでしょうか？　痛いというのは、かわいそうなことで看病されることなんだけど、痒いのは自分が我慢できないから悪いのであって、掻いてはならないとされてしまうのです。

私も痒いことは我慢しなくてはならないと、ずっと思っていました。掻いては皮膚がより悪化してしまうので、掻いてはいけないと思っていたのです。だからどんなに皮膚が痒くても、バンバン叩いたり、他のところを掻いたりして、気を紛らわせていました。でも、ホメオパシーの健康相談会を受け始め、痒みがとても辛かったとき、うちに来てくれていた助産師さんがおっしゃってくれました。

「痛くも痒くもない！って言うでしょ？　痛いのと同じように痒いも辛いんだよ」と。

それをきいて、私は心がとても軽くなりました。これまで痒いのは自分が悪いからであり、痒みは我慢しなくてはいけないと思っていたのですが、痒いも辛いんだ。私は悪くないとそう思えたのです。

痒いって、本当に辛いんですよ。寝ていたって治まることはなく、むしろ痒みで目が覚めてしまうんですから。

掻きたいだけ掻いていい！

「痒いのは痛いのと同じくらい辛い！」そう思えるようになったことで、心はとても楽になりましたが、もうひとつ楽になれた言葉があります。

それは恩師・由井寅子先生の「掻きたいだけ掻いていい！」という言葉です。

これまで「掻くことは悪いこと」と思っていた私にとって、それはとても衝撃的でした。

「え？　掻いてもいいの？」と。

それを聞いてから、私は思いっきり掻くことをしました。そうすると、どれほど心が解放されたでしょう。気持ちがとても楽になりました。

もちろん、痒みが治まるまで、心ゆくまで掻くので、皮膚はボロボロになり、膿がでることもあるし、血がでることもあります。それでも、掻くととてもすっきりするし、心も落ち着きます。掻いてボロボロになった皮膚には、ホメオパシーのクリームがあるので、それを塗っていました。そうして、どんなに掻いても皮膚は再生するということを体験できました。

アトピーの人にとって、そしてアトピーの子を持つ親にとって、「掻いてはいけない！」というルールを作ることはとてもストレスになります。とてもとても痒いのに、掻いてはいけないということは、まさに拷問なのですよ。

とくに子供のアトピーで、掻いてはいけないとしていると、親も子もとてもストレスになります。子供がボリボリと掻いていると、それを親は見つけて注意しなくてはいけないし、夜中に子供がボリボリ掻き始めると、その音が気になって、おちおち寝ていられません。
「掻いちゃダメっていってるでしょ!」と怒って、その手を止めなくてはいけないのです。
「掻いてはダメ!」とお母さんが怒り、子供が泣くという夜を過ごしている方はとても多いのではないでしょうか?

私は寅子先生に教わった通り、クライアントさんにも「掻いていいんですよ」と話しています。そうすると、始めは掻くことに抵抗があった方も、徐々に掻くことを許せるようになります。

あるクライアントさんは、それまで子供が掻く手を止めるため、夜も眠れず、親子ともにイライラする夜を過ごしていましたが、掻いてもいいと思えるようになり、心がとても楽になったと話してくれました。

「掻いてもいいよー」と言って、子供は掻いているときも、自分はぐっすり眠れるそうです。

ひどい皮膚湿疹だった子も、どんなに掻いても見事に皮膚は再生してきれいになっていきました。せっかく再生した皮膚なのに、掻いたらまた元に戻っちゃう!と心配される方が多いですが、そもそも痒いということは、まだそこに老廃物が溜まっていて、皮膚はそこから何かを排泄しようとしているから皮膚が動いていて痒いんです。掻くことによって、むしろ排泄を促進しているといえるかもしれません。

ある20代の女性が、私の配信しているアトピーのメールセミナーを読んで、自分の手に出ていた湿疹を思いっきり掻いたそうです。それを続けて１か月。なんと皮膚湿疹が治りました！と手を見せて下さいました。


この話をすると、必ずいただく声があります。

それは、「私の湿疹はとてもひどいのですが、それでも掻いてもいいのですか？」

そういう人は、私がいくら掻いてもいいよと言って、その人が掻いたとしても、それは私の指示だから掻いてもいいのであって、心の底では「掻いてはいけない」と思っています。心の底で掻いてはいけないと思っている人は、掻きながらもそこに罪悪感があるのです。そうするといくら掻いても、きっとアトピーが良くなることはないかと思います。

大事なことは、誰が言ったから、誰が治ったから、とかいうことではなくて、自分自身が「掻いてもいい」と思えるかどうか、なのではないかと思います。

【ケース】1歳　女の子・アトピー

Sちゃんの主訴はアトピーでした。Sちゃんは、ステロイドも使っていないし、予防接種もしていません。ただお母さんはアトピーで過去にステロイドを使っており、お父さんも大人になって毎年インフルエンザのワクチンをうっています。

初めて相談会に来た時は、顔にも湿疹があり、腕や足にも湿疹がありました。

お父さんはホメオパシーに賛同してくれていたわけではありませんが、お母さんが「一年だけホメオパシーでやらせてください」と言って、Sちゃんを相談会に連れてこられました。（写真①）

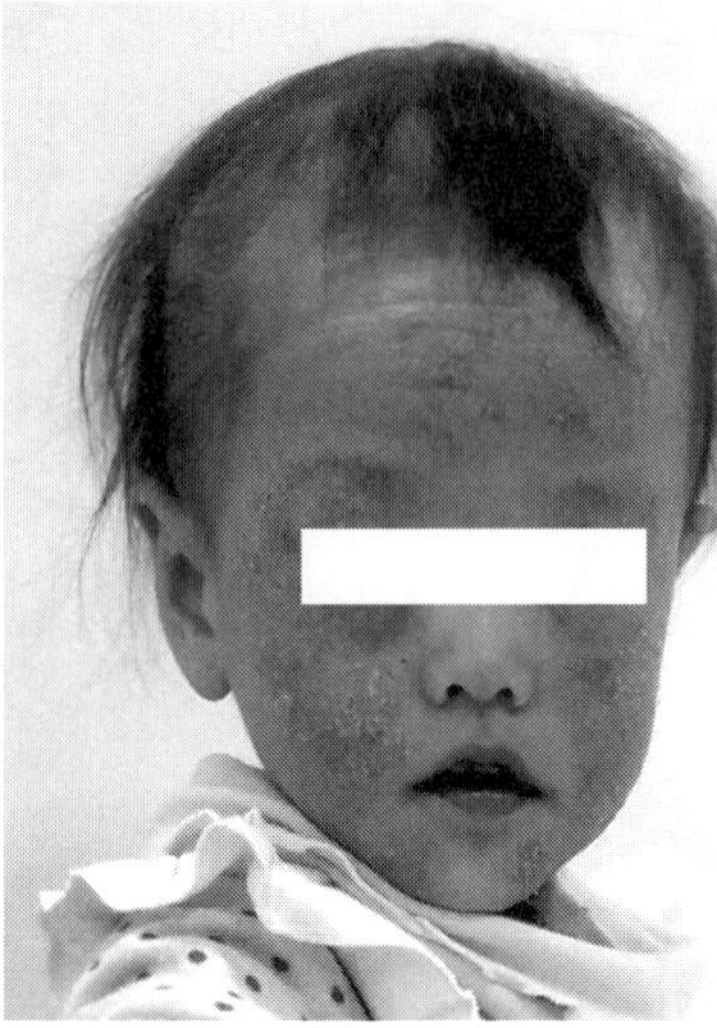
写真①

Sちゃんは、痒みの発作のようなものがあり、一日に何度も、痒みの発作で1時間ほど泣きわめきます。それが夜中も続くので、お母さんは夜もあまり眠れません。

この子はとてもレメディーに敏感で、シイピアというレメディーを一口摂っただけでも、痒みの発作で大変なことになることがありました。

体は小さめで、髪もあまり生えず、彼女が持っているエネルギーは、皮膚発疹を出すほうに向いていたのだと思います。

それでも懸命なお母さんの看病で、ゆうに1000回は超えるという発作を何度も乗り越えてきました。

1年2か月後。大変だった好転反応を乗り越え、この子の顔はとってもきれいになりました。（写真②）

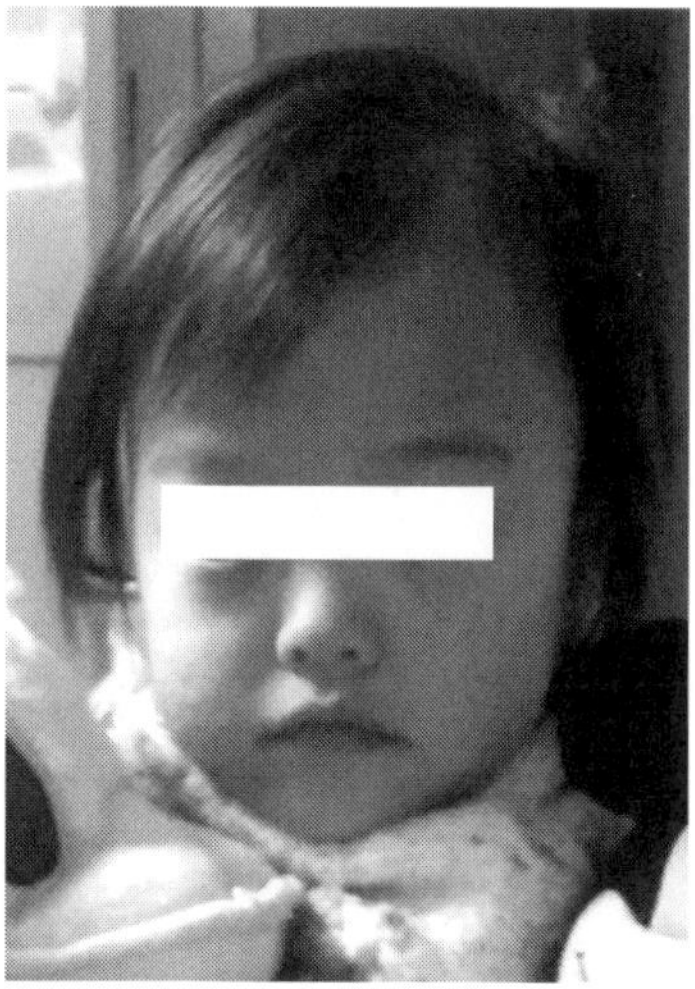
写真②

今もまだ脚には発疹がありますが、顔や腕はきれいです。これまで痒みの発作は日中も、夜中も所かまわず起こっていましたが、今は夜だけになりました。発作自体も始めのうちは1時間は続いていたのですが、30分くらいでおさまるようになり、回数も激減しました。
湿疹がおさまったので、体に余裕が出てきたのでしょう。

体が一回り大きくなり、髪ものび、言葉もたくさん出てくるようになりました。お母さんも一緒に相談会にかかってくれていることもあり、お母さんの顔もどんどん柔和になり、とても微笑ましい親子関係が伺えるようになりました。

Sちゃんの相談会はまだ続いていますが、ステロイドで発疹を抑えることなく、お母さんがSちゃんに向き合い、アトピーを乗り越えようとしているとても良いケースですね。

病院へ行くべきとき

ここは大事な話になります。

アトピーは、体の老廃物を出しているから、出しきったほうがいいとはいえ、ホメオパシーや自然療法だけに頼っていては危険な場合もあります。ホメオパシーは自己治癒力を触発することには長けていますが、自己治癒力が働かないほど免疫が落ちているとき、命の危険がある場合は、ためらわず病院へ行って、西洋医学の治療を受けてください。

私がホメオパシーに出会う前、指から膿が出て、これが出終わると治るかも?と思ってしばらく様子を見ていても、一向に治ることはなく、病院でステロイドを塗ったとたん、数時間できれいになった話を、第2章でしましたが、あの時の私は、まだ湿疹を乗り越える力がありませんでした。ホメオパシーのレメディーを摂りはじめ、臓器を整え、免疫をあげ、体を強くして、レメディーの力をかりてはじめて、湿疹を乗り越えることができました。身体が整っていない状態で、アトピーを乗り越えようとしても無理な場合もありますので、そんなときは薬の力を借りることも必要です。

具体的には、まず蕁麻疹が出るなどして、アレルギー反応であるアナフィラキシーショックになり、呼吸不全を伴う場合は、必ず救急車を呼ぶなどして、西洋医学の治療を受けてください。

また、低ナトリウム血症といって、血中のナトリウムが減ってしまう場合は、病院で点滴してナトリウムを補給しなくてはいけません。血中のナトリウムが下がった場合、疲労感、頭痛、吐き気、嘔吐、食欲減退、脱力などが起きます。特にまだ話ができない赤ちゃんやお子さんは、症状を自分で伝えることができませんから、よく注意し、心配な場合は病院へ行ってください。

ホメオパシーには、得意なことと、不得意なことがあります。西洋医学にも得意なことと、不得意なことがあります。大事なことはどちらの医療が勝っているかではなく、どちらの医療もその得意なところを活かし、私たちが生きて、幸せでいられるかですから。

詳しくは、豊受《とようけ》クリニック・高野弘之医師監修

「なぜ脱ステロイドだけじゃうまくいかないの?・がわかるアトピー肌を乗り越える実践22日間メール講座」の中で高野医師が、病院に行った方がいい場合の見極め方を書いて下さっています。

http://ameblo.jp/satokono1979/entry-12018006955.html

【ケース】ステロイドを塗ることを選択したケース

当時9か月だったTくんは、アトピーで、お母さんがホメオパシーを知り、健康相談会に連れてきてくれました。これまでもステロイドを使った経緯もあり、予防接種もうっていました。1回目の相談会に来たときは、特に顔に湿疹が出ていました。

レメディーを摂りはじめると案の定、皮膚発疹はさらにふきだし、痒みも出てきました。それでもお母さんは、好転反応をきちんと理解し、Tくんのためと、夜中も体をかいてあげるなど、必死に看病をしてくれました。

しかし、相談会を始めて1年経ったころ、お母さんが妊娠されました。そして妊娠期間に、

羊水が増え、赤ちゃんに何かしらの問題があるかもしれないと判断されたのです。

何度も書いているように、アトピーの好転反応を乗り越えるのはとても大変です。抑えていた湿疹がまた出てくることが多いので、お子さんも、そのお母さんも夜中中掻いてあげたり、とても大変なのです。

そこでTくんのお母さんは、今は健康相談会を受けることはやめ、Tくんにステロイドを塗ることを決断されました。私は英断だったと思います。

そして、生まれてきた赤ちゃんには、やはり問題がありました。出産直後に手術を受けたり、何度も入退院を繰り返し、赤ちゃんも、お母さんも、そしてTくんも、不安や心配の中、忙しい日々を過ごされました。この赤ちゃんは、西洋医学によって、命を守ることができたのですから、とても良かったです。そして赤ちゃんの容態が落ち着き、元気になったところで、再度Tくんの相談会を再開されました。

もし、このようなケースで、ステロイドの存在がなかったら、このご家族はどうだったでしょうか？　Tくんのアトピーに、入退院を繰り返えさざるを得ない赤ちゃんを抱え、お母さんはなす術もなかったでしょう。このような場合、ステロイドで湿疹を抑えるということは、家族の精神的負担、肉体的負担を減らす上で、とても大切であるということがおわかりいただけるかと思います。

好転反応はどれくらい続くの？

必ずいただく質問で、「アトピーを治すのに、好転反応はどれくらい続きますか？」というものがあります。好転反応の長さは、

・その人がどれくらい老廃物を溜めているか？
・どれくらい体に押し出す力があるか？

ということに関わってきます。

つまり、身体に老廃物を溜めていればいるほど好転反応は長く続くし、押し出す力が弱ければ弱いほど好転反応は長く続きます。逆に、身体に老廃物が少なければ好転反応は短くなるし、押し出す力が強ければ好転反応は速やかになります。

よく勘違いされる方もいらっしゃいますが、ホメオパシーを始めたからといって、必要以上に湿疹が噴き出すことはありません。湿疹が出てきたということは、そのクライアントさんがその湿疹を持っていたということになります。

好転反応の期間について言えることは、老廃物も少なく、まだ心の問題も少ないお子さんは、好転反応が短く、老廃物が結構溜まっていて、心の問題も多い大人は、好転反応が長いです。

そして、多くのクライアントさんをみていて言えることは、アトピーの症状だけを抱えた方よりも、喘息やアレルギーを抱えている方のほうが、好転反応もあり、期間も長くかかります。さらに、ご自身が薬を長く摂っていればいるほど、その排泄には時間がかかります。

またお子さんの場合も、お子さん自身があまり薬を摂っていなくても、お父様、お母様が薬を摂っている場合は、時間がかかります。

このように、好転反応の期間というのは、人それぞれに状況によって違うので、一概に何か月かかります、何年かかりますということはできませんが、ホメオパシーの健康相談会を受けた場合でも、ステロイドを使った時間の半分の時間はみてほしいと思います。ステロイドを5年使ったなら2年半、10年使ったなら、改善までに5年、20年使ったなら、10年はみてほしいです。

そして、多くの方は、「私はそれほどステロイドを使っていません！」とおっしゃるのですが、赤ちゃんのときに知らぬまにステロイドを塗られていたこともあるし、ほんの少しだけ塗っただけでも、レメディーを摂るとそこから好転反応で湿疹が出ることもあります。

残念ながら、アトピーをホメオパシーで乗り越えるのは、それほど簡単なことではありません。薬で抑えたほうがよっぽど楽でしょう。しかし、それは根本的な解決ではありません。そしてアトピーが私たちに教えてくれることに、耳を傾けることもできないでしょう。

第4章　アトピーがわたしたちに教えてくれること

腫れあがった手は化学物質センサー

私が20代のとき、手の湿疹に悩まされ、いくらステロイドを塗っても治らなくなってしまったときも、ホメオパシーを始め好転反応で再び手が腫れあがったときも、生活する上で様々な支障がありました。

皿洗いなどは、とても手が痛くて素手ではできません。だからゴム手袋をするのですが、そのゴム手袋も手の刺激になるので、ゴム手袋の下にさらに綿の手袋をはめていました。料理するときも、手がしみて、青菜をゆでて水気を切るときも、いちいちビニールの手袋をしないといけませんでした。寝る時は、布団に触れると痒みや痛みがあるので、北海道の寒い冬でも、手だけを布団から出して寝ていました。本当に普通の生活ができず、苦しい想いを続けていました。

そして、さらにホメオパシーを始めてから、好転反応で再び手が腫れあがったときは、私の手は、まるで化学物質を探知するセンサーのようになっていました。その手で生まれたばかりの息子の世話をしなくてはいけないので、それはそれは大変でした。

世の中化学物質だらけ

まず一番不快だったのは、息子が着るプリントの入った服。インクに化学物質を使っていたのだと思うのですが、そのプリント部分が指にあたるととても痒かったです。

同様に、布団や毛布、タオルケットなども、化学繊維やプリントが入っているものは、私にとって痒みを引き起こすものでした。

そして、紙おむつ。

紙おむつという名前はついているけれど、本当は紙ではなく、石油成分でできています。まさに化学物質。赤ちゃんがよくオムツかぶれを起こしますが、当然でしょう。紙おむつが手に触れるだけで、痛みがありました。

だけど、ずっと布オムツも大変です。布オムツを洗うのも、また手が痛かったり痒かったりします。ですから、私は家にいるときは布オムツ、夜寝るときや出かけるときは紙おむつと使い分けていました。

それから、洗濯用の洗剤も、手の痒みを引き起こしました。私はそれまで新聞屋さんからもらった市販の洗剤を、洗濯する際使っていたのですが、なぜか毎回洗濯物を干し終わるたびに、手が痒くなります。あるとき母が、「その洗剤やめたら？　あまりよくないよ」と言うので、界面活性剤の入っていない洗剤に変えたとたん、痒みはなくなりました。洗濯物を干すだけでも痒みがあるのですから、その洗剤がたくさんついた衣服を毎日着ていることも、アトピーの人にとってはとても負担になります。

最近の洗濯洗剤は、「長く香りが続く」とうたっていますが、ということは、洗剤が水できちんと落ちていなくて、服に残っているということです。今小学生になった息子の友達が家に遊びにくると、その子たちからすごく洗剤の匂いがします。私たちはもう一般的な洗剤を使っていないので、そういう匂いをかぐとすぐにわかり、気分が悪くなる時さえありますが、そういう服を毎日着ているともう何も感じなくなってしまっているのだと思います。

息子が月に1度くらい、給食当番になり、給食配膳用のエプロンを洗濯するために持って帰ってきますが、とても強烈に洗剤の匂いがします。うちの洗濯機で一緒に洗ってしまうと、他の服にもその匂いがついてしまうので、単独で手で水洗いをしますが、そのとき、いかに洗剤が残っているのかがわかります。泡が立ち、ぬめりがあり、匂いが充満します。

アトピーでお困りの方は、洗剤は考えたほうが良いと思います。

私の手が最も過敏に反応したことがあります。それは洋服にかける防虫用のシートです。何気なく、防虫シートを服にかけようと触れると、飛び上がるような痛みと痒みに襲われました。よく考えればわかるのですが、防虫シートということは、そのシートに防虫剤がしみこませてあるわけですから、私の手が敏感に反応するのは当たりまえです。長くこのシートを使っていると、服にも相当の防虫剤がしみこみ、アトピー肌の人にとっては刺激になるでしょう。

子供が少し大きくなると、暑い夏などは公園の池などに入りますよね。よくお母さんたちが、「この池はきちんと塩素が入っているから安心して子供を入れられる」と言いますが、私の手が腫れていたときは、塩素が入っている水に手をいれると、とても反応していました。皮膚にとっては塩素も負担になります。

これはホメオパシーを始める前もそうだったのですが、髪を洗うとき、シャンプーやリンスが手に触れると痛くて困っていました。何度か夫に髪を洗ってもらったほどです。あとから知ったのですが、市販のシャンプーなどには、界面活性剤が入っているそうです。つまり、食器用洗剤や洗濯用洗剤と同じです。これを知ったとき、「だからあんなにも手が痛くなったのか！」と納得でした。私は現在、「木の花のさくや」というシリーズのシャンプーを使っていますが、それに変えてから、そして手の湿疹も良くなっているので、今は問題ありません（39ページ参照）。

アトピーが治ってしまうと、そこまで色々なものに反応することはなくなります。しかし、もし今アトピー症状で悩んでいるなら、身の回りにある体に負担をかける化学物質を気にして避けてみることは大切です。

アトピーになったからわかること

これまでお話してきたように、今の世の中には、化学物質が溢れています。そしてアトピーなどの病気になると、これらが身体に負担をかけることを身をもって体験します。そのことに気が付いた人たちは、より体に負担のかからない、自然素材のものを選ぶようになります。身体に負担のかからないものは、当然自然環境、地球にもやさしいものです。

私もあまり気にしてこなかった、洗剤、シャンプー、防虫剤など自分が使って捨てたり、川に流すもののことを、アトピーになったからこそ考える機会を得ました。アトピーにならなければ、そこまで気にしなかったと思います。私と同じように、今多くの人が、とくにアトピーなどの症状を抱える子どもを持ったお母さんたちが、これらの化学物質を使わない、地球にも優しい、体にも優しい、〝オーガニック〟のものを選ぶようになってきています。オーガニックの食材、生活用品、そして衣服など、今環境を考え、体に負担をかけないものを選択する人がとても増えています。

ステロイドが、体に負担をかけることは、これまで話してきました。ステロイドをいくら塗って、表面的に皮膚がきれいになっても、体の中には出そうとした老廃物、そしてそこに塗ったステロイドが溜まってしまうのです。この「見えるところさえきれいだったら、あとはどうでもいい」という考えが、私は今はびこっていると感じています。「その物事がどういう結果につながるのか?」ということを、気にしない人があまりに多い。

髪がサラサラになれば、川は汚れても平気。

洗濯物が真っ白になって、良い匂いがすれば、海が汚れても平気。

食器がキュキュッと音を立てるほどきれいになれば、水が汚染されても平気。形がそろっていて、虫食いがなくきれいであれば、土が農薬で死んでも平気。今あまりある電気があれば、使用済み核燃料を処理する場所がなくても平気。そして、皮膚さえきれいに、見た目さえきれいになれば、体の中がどうなっても平気。

このように、表面的なこと、今現在のこと、自分一人のことだけ目がいき、その背後で何が起こっているのか、その先にはどういう影響があるのか、そこに目を向けなくなった私たちに、アトピーという病気は、「本当にそれでいいの?」と問題を提起してくれているのではないでしょうか?

食原病

第2章で、医原病についてはお話しましたが、実は食原病というものもあります。つまり食が原因となって引き起こされる病気のことです。日本のホメオパシーの第一人者であり私の恩師でもある由井寅子先生は、アトピーを持った男の子のクライアントさんがいました。

そしてその子にいくらレメディーを与えても、一向にアトピーは改善されませんでした。

そこで、寅子先生はある提案をします。食事を変えてもらったのです。それまでそのお宅では普通にスーパーで買った野菜などを食べていましたが、農薬や化学肥料を使っていない、自然栽培の野菜を食べてもらったのです。すると、いくらレメディーを与えても治らなかったアトピーが、食事を変えると良くなりました。これを見た寅子先生は、食事の大切さ、農業の大切さを知り、静岡や北海道に畑を買い、自然農を始められました。

慣行農業では、農薬や化学肥料を土地や農作物に散布します。その土壌や農作物に残った農薬や化学肥料が、体に取りこまれ、病気を引き起こすことはもちろん考えられます。さらに、土地に窒素、リン酸、カリウムなどの過剰な化学肥料を撒くことによって、農作物の根はその栄養ばかりを吸い上げ、その他に必要なミネラルを吸い上げることができなくなります。作物は側根と呼ばれる、太い根から生えた細い根が大切で、その根が地中にあるミネラルを吸い上げてくれます。そして化学肥料をまいた土地で育った農作物はこの側根が育たないそうです。

今農業は、どんどん化学の道へ向かっています。遺伝子を組み換え、農薬に強い作物を育て、そこに強い農薬を撒き、雑草を枯らせ、作物だけを残すという方法を取ります。だから遺伝子組み換えの作物と農薬はセットで売られるのです。そしてそれを毎年毎年購入する莫大な金額を農家は負担しなくてはいけません。これがインドで問題になり、20万人の農民が自殺をしました。

私の夫の実家は農家なので、農家の大変さはよくわかります。とても重労働で、体もきつく、休みもなければ、天候にも左右されます。そして、時間をかけて作った農作物は、安価で売られてしまいます。今やお米などは利益が出ないということもしょっちゅうだそうです。そして年をとり、体が動かせなくなっても、個人年金しかもらえないため、生活は逼迫します。

本来、食べ物を作るというのは、とても大事な仕事です。どんなに高額の収入を得られる仕事をしていても、ひとたび飢饉がくれば、食べ物がなければ生きていけません。紙幣や硬貨は食べられませんから。3・11のとき、寅子先生はいち早く救援物資を持って、福島、宮城、岩手の避難所を回られました。水、野菜、レメディーを届けましたが、そのとき真っ先になくなったのは、水。そして野菜。最後にレメディーでした。それを見た寅子先生は、農業の大切さを痛感し、農業法人・豊受自然農を作り、より一層農業に力を入れました。

江戸時代、士農工商という言葉がありましたが、治安を守る武士の次に、農民が偉かったわけです。今は、商工士農といったところでしょうか？

食料自給率が減り続ける我が日本。この国の農業問題は抜本的な改革が必要だと思います。

とにもかくにも、アトピーでお悩みだったら、食事に気をつけることをおすすめします。ただ目くじらを立てて、「あれはダメ」「これはいい」とやるのではなく、あくまでも楽しく、感謝して食事をするのが大事です。私もかつてそうだったのでわかるのですが、あまり厳しくしすぎると、かえって体と心に良くないそうです。

アトピーと心

ホメオパシーの特徴は、第2章でもお話したように、心にも作用することです。いや、むしろ心に作用しなければ、病気の根本的な解決はできないと言ったほうがいいと思います。

西洋医学においても、病気の原因がわからず、「ストレスですね」と言われることは多いです。昔から「病は気から」という言葉があるように、心は身体に大きく影響を与えます。ですから、病気の原因を探っていくホメオパシーでは、心と病気は切っても切り離せないのです。

寅子先生は、始めのうちは、レメディーを使い、技術で病気を治していました。でもそうして治った人たちは、心や生き方、ものの考え方が変わっていなかったので、再び病気になって戻ってきたそうです。そのような経験から、寅子先生は心の問題にも大きく焦点をあて、取り組んできました。その柱となるのが、インナーチャイルド癒しです。

インナーチャイルドとは

インナーチャイルドとは、言葉のとおり、『内なる子ども』と訳されます。子供の頃に親や周囲の人、社会から否定され傷つき、未解決のままとなった感情のことをインナーチャイルドと言います。心理学やスピリチュアルを勉強されたことがある方はご存じかもしれません。

問題なのは、このインナーチャイルドがあるためにできた価値観で、自分を責め、傷つけ、否定し、罰していることです。その価値観をもったまま生きるので、その価値観がベースとなって生き、そして病気になる人がとても多いのです。

ここで、インナーチャイルドがどう病気と関わってくるのか、その関係性がわかりやすいので、寅子先生のお話をします。

由井寅子先生は、四国のある田舎で生まれました。しかし、生まれたそのときすでにお父さんは亡くなっていました。お母さんのお腹にいた3か月のとき、戦争中にあたった弾の箇所が膿んで亡くなってしまったのです。すでにお兄さんが二人もいて、お姑さんもいて、お母さんは、お腹の赤ちゃんをおろそうと、海に入ったり、お腹をボンボン叩いたそうです。それでも、赤ちゃんはおりませんでした。寅子先生は日本にホメオパシーを広める大切な役割があったから、ここでおりるわけにはいかなかったのでしょう。

寅子先生が生まれてからは、お母さんは、「あんたはいらん子だ。お前が生まれたからみんなの食い扶ちが減った」とさんざん言われて育ちました。家族を養うためにお母さんはたくさん働かなくてはいけないから、寅子先生はろくにおっぱいも飲ませてもらえず、やっとお母さんが家に帰ってきたと思ったら、母乳を飲みすぎると言って、おっぱいにからしを塗られたそうです。

お母さんは、さんざん苦労して、女なのに土方をやったりして、家族を養いました。お母さんの口癖は、「女はつまらん。女はだめだ。世の中は金だ。金がなければダメだ」いつもそう言っていたそうです。

そんな環境で育った寅子先生は、〝私はいらん子だ〟というインナーチャイルドが出来上がってしまいました。その価値観のもと、「バリバリ働いて、お金を稼いで、初めて私は存在していいのだ」という価値観が生まれました。その価値観のもと、学校を卒業してから、映画会社やテレビ局などでバリバリ働いたそうです。日本では女は認められないと、イギリスに渡り、そこでもバリバリ働き、「いつ死んでもいい」という気持ちで、熱が出ては点滴をうち、海外に行く時には、ワクチンをうち、そんな生活を続けたため、お金こそ得られたものの、重度の潰瘍性大腸炎になってしまいました。

どんどんやせ細り、血便が出て、幽体離脱を繰り返していたとき、「あーもう死ぬんだ。でもまだ死にたくない。まだ人生で私は何もしていない」と思い立ち、神様に「忙しいでしょうけれど、私を助けてください」とお願いした夜、夢で「お前には同種療法が良い！」そう言われて出会ったのがホメオパシーです。たった3粒のヒ素とガン細胞のレメディーで潰瘍性大腸炎が劇的に改善した寅子先生は、ホメオパスになるべく、イギリスの学校に入学されました。詳しくは、幻冬舎『毒と私』をお読みいただければと思います。

インナーチャイルドが病気を作る

寅子先生の例からおわかりいただけるように、インナーチャイルドが未解決のままで、そこから価値観ができ、その価値観をベースに生きている人はとても多いです。私ももちろんそうですが、インナーチャイルドがベースとなって生き方考え方が作られるので、その結果病気になっている人はとても多いです。そしてその病気を治そうと思えば、その生き方考え方を変えていくしか他に解決策はありません。

ある40代の女性のクライアント・Hさんは、顔、手の甲、足の甲だけにアトピー症状を抱え相談会にやってきました。そう、なぜか目に見える箇所だけが、アトピーなのです。

よく話をきいていくと、Hさんの両親は会社を経営していて、とても忙しかったそうです。子供の頃もあまり構ってもらえず、夜起きると両親が急な仕事が入ってお客様の対応をしなくてはいけなくなり、両親ともに家にいないこともあったそうです。

少し大きくなると、Hさんはアトピーの症状が出始めます。朝起きると皮膚が痒くて、布団で泣いているのですが、両親がそばに来てくれて心配してくれることはありませんでした。そうしていつしか、「私は愛されていないんだ」と考えるようになってしまいました。それでも忙しい両親のために、何か役に立ちたいと、仕事を手伝ったり、家の片づけをしたりしたのですが、かえって「余計なことをするな」と怒られたこともありました。

そして、私は親に愛してもらえないというインナーチャイルドを抱え、結婚して子供を産んでも子供が不幸になるという価値観を抱えていらっしゃいました。そして、人の目に触れる顔、手の甲、足の甲にだけ湿疹が出ていたのです。親にみてもらいたい、看病されたい、愛してもらいたいということを、皮膚発疹で表現していたのだと思います。

親子で相談会にかかる

このように、大人の方の場合は必ずインナーチャイルドがあります。ない人はいません。ですから、私がクライアントさんをみるときは、必ずインナーチャイルドのお話をしています。そしてインナーチャイルド癒しをしてもらい、価値観を手放すということをおすすめしています。積極的にこのインナーチャイルド癒しをしてくれる人と、そうでない人の治癒のスピードは明らかに違います。

では、お子さんのアトピーの場合はどうかと言うと、お子さんのアトピーはほとんどの場合、お母さんのインナーチャイルドが絡んでいます。私はお子さんをみるときは、必ずお母さんも一緒に相談会にかかってくださいと言っているのですが、お母さんが変わらなければ、お子さんのアトピーが良くなっていかないのです。後述しますが、難しい尋常性乾癬という病気になった男の子の場合、お母さんとお父さんが相談会にかかるようになったときから、劇的に症状が改善していきました。それはご両親の口から出た言葉です。

特に皮膚は体を守る保護の役割をします。そして、子供を守るのはお母さんです。お母さんとの関係性に問題がある場合は、皮膚に症状が出やすいのです。

私はよくこう思います。

お母さんをホメオパシーに出会わせ、お母さんがインナーチャイルドを癒すことによって、自分を傷つけてきた価値観を手放し、お母さんに幸せになってほしいから、子ども達はアトピーになることを選んだのだなと感じるのです。実際、アトピーの子を抱えるお母さんは、ホメオパシーに出会い、インナーチャイルドを癒すことによって、大きく生き方が変わり、自分自身をありのままに愛せるようになっていきます。

【ケース】子宮腺筋症が改善したケース

このケースは、アトピーではありませんが、お子さんの症状からホメオパシーに出会い、お母さんのインナーチャイルドが癒え、生き方考え方が変わったケースですのでご紹介します。

Yさんがホメオパシーに出会ったきっかけは、お子さんのアレルギーでした。もともとアロマなどは勉強されており、アレルギーはなぜなるのだろう? 何か自然に治る方法はないかと、ホメオパシーに出会われました。

Yさんは、とても勉強熱心で、アレルギーに対しては、セルフケアでそこそこ良くなったのだけど、子供のおねしょが良くならないと、健康相談会を受けにいらっしゃいました。

初めての相談会で、いつも私が聞くのは、「ご主人はホメオパシーに理解がありますか?」という質問です。お父さんも症状はありがたいという認識を持っていなければ、ホメオパシーを続けるのが困難な場合があるからです。Yさんはこの質問に、「全く理解が得られない。どんなに話しても平行線で、今はほとんど夫とは話していません」とおっしゃいました。

そしてそのとき、涙がポロッとこぼれました。

私は、そんなお母さんを見て、「言いたいことが言えない。相手にわかってもらいたいけど、わかってもらえない。そして相手から理解を得られることをあきらめてしまう、問題の本質について触れることができないというクセがあるのでは?」というお話をさせていただきました。本当に解決しなくてはいけないのは、お母さんの心だと思ったのです。そしてこのYさんが相談会をスタートされました。

Yさんは、3年半前に子宮腺筋症という病気になっていました。そしてその症状を抑えるため、子宮にミレーナという子宮内避妊具をつけていました。子宮腺筋症とは、子宮の筋肉層に子宮内膜が入り込んで増殖してしまう病気です。子宮内膜症よりも激しい痛みが伴うと言われています。西洋医学では、明確な原因はわかっていませんが、免疫力の低下や冷え、ストレスなどが関係していると言われています。西洋医学による対策は、手術で患部を摘出する、子宮を全摘する、という手術療法のほか、ホルモン剤やピルを使った薬物療法があります。Yさんの場合は、黄体ホルモンを放出し子宮内膜の形成を抑えるミレーナという器具を子宮内に装着し、月経を抑えることで、痛みを起こさないような対処療法を取られていました。このミレーナは、5年ごとに新しいものに変えなくてはならないのですが、3、4年で効果が切れて、交換する人もいるそうです。Yさんの場合は、このミレーナを装着してから、約3年半が経過していました。またその副作用か、いつも疲労感がありました。

Yさんは、この子宮腺筋症になる一年前に腸炎に2回かかり、薬でその腸炎を抑えています。その後子宮に違和感を覚えるようになったと言っていました。そしてYさんの場合は腸と子宮が癒着しているという病状でした。

Yさんは、9歳のとき、父親を急な事故で亡くされています。仕事場での事故だったそうです。お父さんが亡くなった一週間後、学校であることで笑ったら、同級生に「お父さんが死んだのに笑うんだ」と言われました。その言葉をきいて、Yさんは「私は笑ってはいけないんだ」と感情を抑圧するようになりました。

そして、Yさんの母親は、3人の子供を育てるため忙しく、仕事も家事もこなしていました。そんな忙しく、大変そうな母親を見て、Yさんは「私がいなかったらもっと母は楽だったかも」と思うようになりました。そして、家族の間で亡くなった父親の話をするのはタブーで、誰も父親については話すことはありませんでした。Yさんは、お父さんのことを聞いて、お母さんを困らせてはいけないと感じていました。

28歳のとき、結婚し地元を離れ、ご主人の実家のある場所へ引っ越します。そこで精神が不安定になり、毎日のように泣いていたら、夫に「泣くな！」と言われ、ますます感情を押し殺すようになりました。それ以降9年間涙が出ていないと、教えてくれました。初めて相談会にきたときも、どこか遠慮がちで、表情が乏しく、自分自身を生きていないように見受けられました。

Ｙさんの場合、お父さんが突然事故で亡くなったことで、その悲しみをきちんと家族で消化しあうこともできず、同級生の言葉で笑うこともやめ、感情が未解決のままインナーチャイルドとなっています。そしてそのインナーチャイルドから、「私がいなければ、お母さんはこんなに大変な想いをしなくて済んだのではないか?」「私は生まれてこなければ良かったのではないか?」という価値観で自分を傷つけ、人に迷惑をかけないように、自分の意見は主張しないように、感情を出さないように、これまで生きてきたことがわかります。

女の人の子宮系の病気は、自分の想いを口に出したり表現したりせず、ずっと飲み込んでいるとやがて、その想いが子宮に落ち、病気になると言われています。このようなことからも、Ｙさんの子宮腺筋症を治し、心の問題を解決するには、インナーチャイルドを癒し、「私は生まれてこなければ良かったのではないか?　私は感情を表現してはいけない」という価値観を手放さなくてはいけません。それが病気の元になっていますから。

一回目の相談会（２０１５年9月）では、すべての感情が一度肝臓にいくこと、目に結膜炎のような症状があり、目は肝臓と関係していることから、肝臓をサポートし、ホルモン剤の影響を軽減するため、ホルモン剤の薬害出しのレメディーをお出ししました。

すると2回目の相談会のときに、こう話してくれました。「レメディーを摂ったあと、すごく怒っている夢を見て、とてもびっくりしました。そしてその怒りは自分に対する怒りであると気が付きました。そしてとにかく、涙がたくさん出ました」

皮膚発疹をステロイドで抑えていたこととおなじように、Yさんは結婚して夫に「泣くな！」と言われてから泣いていなかったのですから、感情もぐっと抑えていたので、このように泣けるようになったのは、心の好転反応と言えるし、とても良いことです。

2回目の相談会でお出ししたレメディーを飲んだあとは、咳がたくさん出たそうです。そして子宮の重たい感じも出始めました。

3回目の相談会では、「結婚した先で、精神が不安定になったのは、自分の子供を夫の実家に連れて行くのが嫌だったから。自分の子供が夫やその義理の両親からかわいがられることに、自分の深い部分で嫉妬していたことに気が付いた。Yさんの亡くなったお父さんが、弟をかわいがっていたことを思い出し、自分もかわいがってもらいたかったし、愛してもらいたかったということに気が付いた」と教えてくれました。さらに、夫が長男であり、両親にかわいがられ、重宝される様子をみて、うらやましかったり、自分の子供をかわいがる義理の両親に対し、子供を取られるんじゃないかという不安があったのだということに気が付いたそうです。

Yさんは、とても熱心にインナーチャイルド癒しに取り組んでくれました。子供の頃の自分をイメージすると、体の芯から冷えていたことがわかり、その自分のインナーチャイルドを抱きしめたり、背中をさすってあげたり、暖かい飲み物をあげたりして、大事に温めてあげました。そうしているうちに涙もたくさん出て、子宮の疲れた感じも次第になくなっていきました。そしてミレーナを装着してからずっと感じていた疲労感も減っていきました。

そして、最初の相談会から8か月目に、とうとうミレーナを外しました。病院で先生に触診をしてもらうと、子宮腺筋症のような様態はなく、「薬の効果が消える3か月後くらいになって痛みが出なかったら治ったと言っていい」とおっしゃっていただき、その後半年経っていますが、痛みはありません。

精神面では、「私がいなかったら、もっと母は楽だったかも」という想いから、ついつい頑張る傾向になり、家事もきちんとこなさなければいけないと思っていたけど、「手を抜いて楽しんでもいいんだ！　疲れたら休んでもいいんだ！」と思えるようになりました。そして、「感情を出してもいい。言いたいことを言ってもいい」と思えるようになり、心がとても楽になり、ご主人との関係も和らぎました。これまで表情に乏しく、遠慮がちだったYさんは、今では大きな声で笑い、表情も豊かになりました。

そしてそれと同時に、Yさんと同じように遠慮がちで、NOと言えない性格だった長男が、とても活発になり、感情を表現するようになったと教えてくれました。

お母さんが変わることで、自然と子供や、そしてご主人も変わることは、とてもよくあります。それだけお母さんという存在は、家族の要なんですね。

このように西洋医学では、手術療法や薬物療法しか解決方法がない子宮腺筋症という病気に対しても、ホメオパシーでは解決方法があります。レメディーで体に働きかけることと同時に、心にも働きかけることによって、難しい病気も治癒することができることを私たちに教えてくれました。Yさんがホメオパシーに出会ったのは、お子さんの症状がきっかけでしたが、そこからインナーチャイルドを癒し、価値観を手放し、生き方そのものが変わったとても良いケースです。

じゃあ、かといって、Yさんは子宮内避妊具のミレーナをつけないほうが良かったか？と言えばそうではないと思います。生理のたびに激痛があったのですから、やはり西洋医学の力を借りて、痛みを抑えることは大切だったと私は考えます。ただそれだけでは根本的な解決はできない訳ですから、このような病気の場合は、西洋医学とホメオパシーがタッグを組んでいくと素晴らしいなと思います。


【ケース】子供の尋常性乾癬をきっかけに、家族みんなが生き方を変えたケース

O君は、生後すぐに乳児湿疹がありましたが、ステロイドで抑え、その後もアトピーやアレルギーで薬を常時使っていました。ステロイドをやめた時期もありましたが、湿疹が悪化するなどして、またステロイドを再開することもありました。そして6歳のとき、自転車で転んで足にできた傷から湿疹になり、その後、同じような湿疹が両足、脇腹、顔にもでき、そこにステロイドを再び使うと湿疹がさらに悪化。病院で尋常性乾癬と診断されました。

乾癬とは、皮膚が赤くなって盛り上がり、表面に雲母のような白い垢が厚く付着して、その一部がポロポロとはがれ落ちるものです。尋常性とは、「ありふれた」という意味で、乾癬のうち90％がこの尋常性乾癬です。西洋医学での治療法は外用薬、内服薬、光線治療など様々で、ステロイド剤の外用が一般的です。この病気の原因はいまだわからず、ステロイドを一生塗り続けるしかない、不治の病とも言われています。

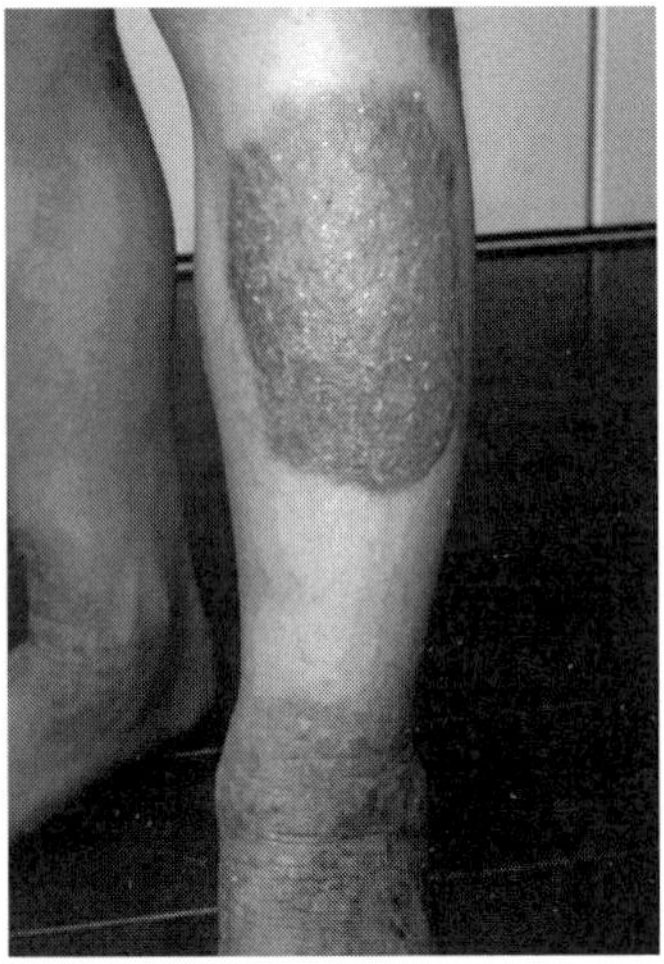
写真①　2014年1月

ステロイドを塗っても、ますます悪化し、治らないとされる尋常性乾癬を前に「途方に暮れた」というご両親と一緒に、Oくんは初めての相談会に来ました。（2014年1月・写真①）

初めていらしたO君とご両親。お母さんは声が小さく、質問の答えにも合間があって、自分がないような感じに見受けられました。お父さんは、とても子供の面倒見がいいようですが、良いお父さんとして頑張らなくては！という気負いのようなものが感じられました。そしてOくんには、３歳離れた弟がいるのですが、兄弟はケンカしないということで

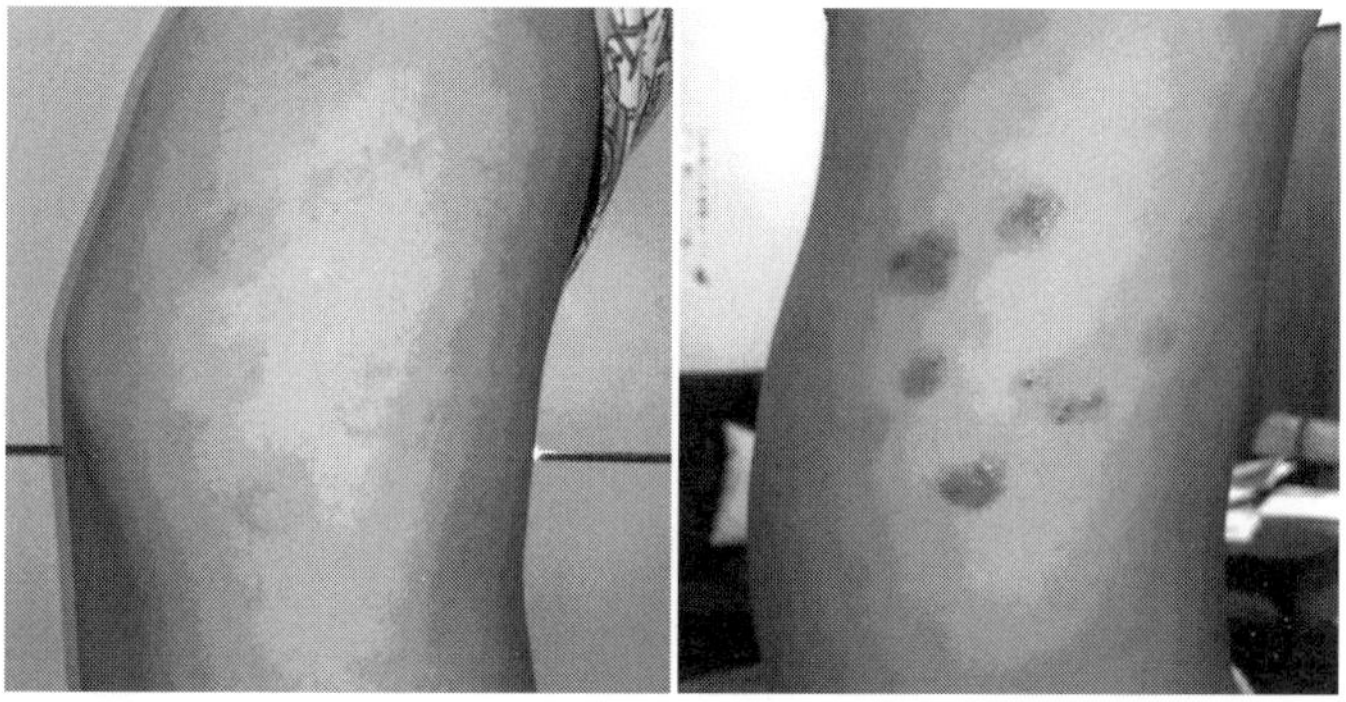

2015年1月　2014年5月　写真②

した。

その後この両親がお話してくれましたが、その頃は体裁を気にして、表面的に良い幸せな家族を演じていて、言いたいことも言えない状況だったそうです。

Oくんは何度か相談会を重ね、症状は次第に良くなっていきました。

顔の湿疹は消え、脇腹にあった湿疹もなくなりました。（写真②）

そんなとき、お母さんが体調を崩し、相談会にいらっしゃいました。胃腸の調子が悪く、常に車酔いの状態。動悸がして血の気がひき、息苦しい。頑張りたいのにぐったり疲れてしまうとのことでした。ホメオパシーで症状を抑えないほうがいいことはわかっていても、ついつい体調を崩すのが怖くて、吐き気止めや痛み止めを飲んでしまいます。そこで、私は「なぜ体調を崩すことが怖いのか?」そこを聞いていきました。

このお母さんには、2歳年下の妹がいるのですが、子どもの頃、筋無力症という病気をもち、母親はずっと妹に付き添い、病院通いをしていました。そしていつも機嫌の悪い母親に気をつかい、どんなに疲れ、寝たいときでも、寝てはいけない!と自分に言い聞かせ、入院する妹が退屈しないように遊んであげたりしていたそうです。妹で手いっぱいの母親に甘えられないインナーチャイルドがあり、そこから「お母さんのために私が頑張らなくてはいけない。常に何かを一生懸命やらなくてはいけない。素直な気持ちを言ってはいけない」という価値観を持っていることがわかりました。その価値観があるため、車酔いしても夫に「車を停めて」と言えないし、体調をこわすのが怖いと感じるようになっていたのです。

このお母さんはしっかりインナーチャイルド癒しをやってくれました。母親に強制的に習わされていたバレエを、子供の頃嫌と言えず、とうとう20歳までバレエを続けたそうですが、イメージの中で母親にはっきりと「もうバレエは習いたくない!」と言えました。そしてそのインナーチャイルドが、プリプリ怒った母親を、スキップしながら追い越したそうです。「一人で頑張らなくてはいけない」と思っていたけれど、そう思っているインナーチャイルドに、「もう一人じゃないよ。ずっと一緒にいてあげるよ」と声をかけました。レメディーを摂ったあと、「何もしたくない！　何もできないんだよ！」という気持ちが込み上げ、大声で言うこともできました。そうしているうちに、このお母さんはとても変わりました。

「これまで自分がいかに自分の欲求や身体が発するサインを無視してきたかがわかりました。これまでは自分が喜ぶことよりも、母が喜ぶこと、自分以外の誰かが喜ぶことを優先して生きてきたんですね。これまでは次の日がくるのが不安だったけど、自分が人生をクリエイトしよう！　明日が来るのが楽しみ！　死ぬ日まで自分の思うように生きよう！と思えるようになりました。これまで〝生きていて何が楽しいのかわからない〟と感じていましたが、今では生きることが幸せ、無理だと諦めていたことをやってみよう！　私は人生を楽しむために生まれてきたんだ！　そう心から思えるようになりました」と話してくださいました。

そして、これまで抱えていた体の不調はほとんどなくなり、遠いところにも家族で車に乗って出かけることができました。

私からみたこのお母さんも、最初はふわーと雲をつかむような答え方だったり、どこか自分の意見をはっきりと言えないところを感じていましたが、今では穏やかな優しい雰囲気はそのままですが、質問にもテキパキと答え、どっかり胆が据わり、芯がしっかりした印象を受けます。

一方、Oくんのお父さんは、お母さんが変わる様子をみて、自分も相談会を受けたい！と言って来てくれました。一番困っていることは、「他人の目が気になる」こと。整体の仕事をされていますが、新規の人が来るのが怖くて、問い合わせがあっても断ったりしていました。店のシャッターを開ける時間も、「こんな時間に店をあけるんだ」と周りの人に思われていないかなど、とても気になると話されていました。

私の受ける印象は、どこか「良いお父さんを演じていて、一生懸命その役を演じている」という感じでした。

このお父さんは子供の時、父親が暴力的で、よく家を追い出され、犬小屋で過ごすことが何度もありました。また4歳上のお兄さんも暴力的で、「殺されそうになった」と感じることが多々ありました。そんな恐怖感から、〃本当の自分〃の他に、〃強い自分〃と〃正しい自分〃を作りだし、それぞれに名前をつけ、〃本当の自分〃と3人で、よく話し合っていると涙ながらに話してくれました。また子供の頃に自分も皮膚湿疹や喘息があったけれど、自分でなんとかしなくてはいけないと、親にSOSを出すことはありませんでした。

このお父さんは、子供の頃の恐怖体験から、自己分裂をさせ、そうすることによって恐怖を感じないようにしていることがわかります。そしてそんな恐怖感から、人の目を気にするようになったのです。そんなインナーチャイルドがあるため、「絶対に自分はお父さんのようにならないぞ！　痒くてかわいそうな息子のために、夜を徹して掻いてあげるぞ！」そんな意気込みがあったのです。

男性はあまりこのように人前で自分の弱さをさらけ出したり、泣いたりしてくれませんが、このお父さんはとても素直で、相談会のたびに私の前でしっかり泣けていたし、またインナーチャイルド癒しも、ご夫婦で色々話し合いながら、取り組んでくれました。よく子供の自分が一人で地蜘蛛と遊んでいる夢を見ると最初の相談会で言っていましたが、イメージの中でその子と一緒に遊んであげました。最初はなかなか振り向いてくれなかったそのインナーチャイルドも次第に心を許し、一緒に遊ぶようになりました。そしてその子が欲しいというものをあげました。

相談会のことをきいた、このお父さんのお兄さんも一度相談会を受けに来てくださったことがありました。そのお兄さんの前で、自分が子供の頃に感じていた恐怖を伝えることができました。お兄さんが隣にいるので、恐怖でガクガク震えていたけれど、それから精神面は劇的に変わりました。

これまでは生きているのか死んでいるのかわからなくて、景色もすべて色がなくモノクロに見えていたけれど、世界に色がついて見えるようになりました。これまで自分は強くなくてはいけない、恐怖を感じてはいけないと思っていたけれど、弱い自分を認めてあげられるようになり、顔つきが変わり、周りの人によく「変わったね!」と言われるようになりました。そして一番気にかけていた人の目も、気にならなくなりました。

お店のシャッターを開ける時間も気にならなくなったし、新規のお客さんも受けられるようになり、これまでミスを絶対にお客さんに悟られないようにしていたけれど、堂々とミスを伝えることができるようになったと笑って話してくれました。その変化に自分でもビックリしたそうです。

そして尋常性乾癬だったOくんですが、お父さんお母さんが相談会にかかりはじめ、二人が変わるのと同時に、これまで以上に症状に変化がありました。これまでは足に風があたっただけでも痛いと感じ、人目も気になるため、暑い夏でも長いズボンしか履いていま

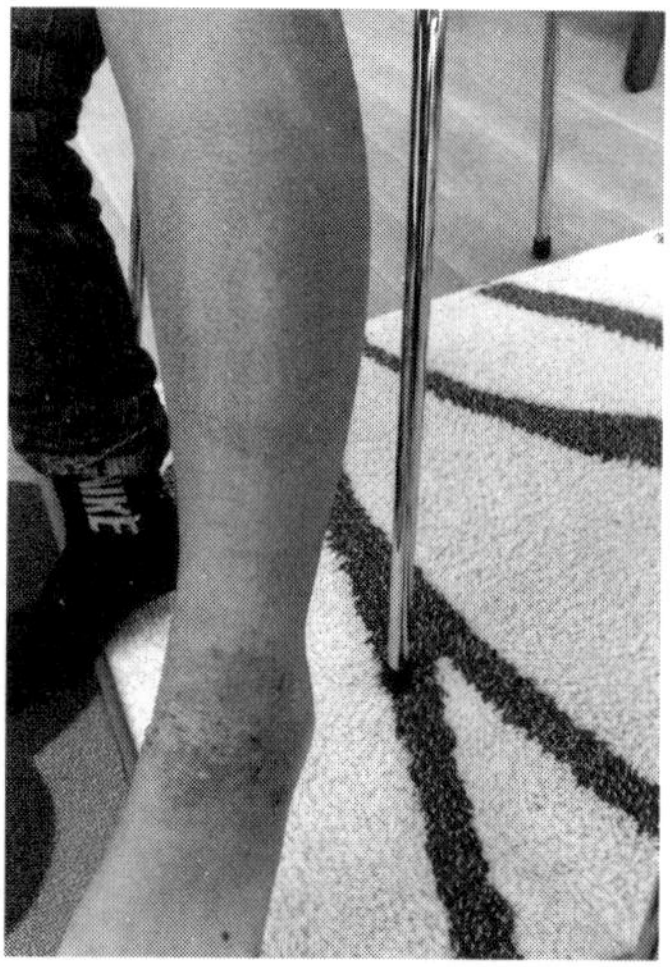
2016年1月

せんでしたが、この夏は、「短パンをはきたい」と言って、お母さんが慌てて短パンを買いにいったそうです。写真でもその変化がよくおわかりいただけると思います。そして、3歳離れた弟とも、よくケンカするようになりました。子供らしくていいですね。

　Ｏ君の湿疹は、相談会を3年続けた今も、つるつるきれいになったわけではありません。まだ少しの湿疹が残っています。しかし、ご両親とも、今はその湿疹を丸ごと受け入れてくれています。

「最初のうちは、Ｏくんの肌をきれいにしたくて必死で、アトピーを〝敵〟と思っていたけれど、今はアトピーや尋常性乾癬になったことも、ステロイドを塗ったことも、痒くて眠れない夜を家族みんなで何年も過ごしてきたことも、ホメオパシーに出会って家族みんなが生き方が変わったことも、そのすべてが宝物！」とおっしゃっています。そして肌がきれいでもきれいでなくても、Ｏ君はこのままでいい、Ｏ君のままで愛していると、おっしゃっていました。

これらのケースのように、ホメオパシーは、病気になっているその症状や部分だけに焦点をあてるのではなく、その人がこれまでどのような価値観で、どのような生き方をしてきたのかをきちんと探っていきます。そうすることによって、根本的な解決を目指すのです。

そして良くなっていったクライアントさんは、価値観が変わり、生き方が変わり、自分自身をのびのびと生きるようになります。

O君一家のように、アトピーは敵でもなければ、不幸なことでもなく、自分の人生を自分らしく生き、自分自身をありのまま愛せるようになる、そのきっかけを与えてくれたありがたいプレゼントであると感謝できるようになります。

そこがホメオパシーの魅力であるし、すぐそばでその変化を見守ることができる私の喜びです。

父の末期ガン

これまでホメオパシーの素晴らしさだけを伝えてきたかもしれませんね。しかしホメオパシーは完璧ではありません。できないこともたくさんあるのです。そのことを、私は父の末期ガンから学びました。

父は2015年秋ごろから、尿の異変を私に訴えていました。しかし父は札幌にいて、私が住んでいるのは千葉。夏に会ったのが最後で、私の仕事も忙しく、あまり父の様態を気にかけることはありませんでした。12月の末に、母から連絡があり、父の体調がとても悪いことは聞いていましたが、父は積極的にレメディーを摂るようになっていたので、その好転反応かも?と思うくらいでした。

12月24日、北海道にある短大で教授をしていた父は、これまで責任をもって請け持っていた学生たちの卒論の担当を終え、それと同時にぱったりと倒れてしまいました。

そのまま年末に入り、年が明け、ようやく病院へ行き、腫瘍があることがわかりました。たまたま用事があり、札幌に私が夫と息子と帰省した1月15日が、腫瘍があるとわかった日でした。

病院で父の様子を見た私は、大変驚きました。すっかり痩せこけていたからです。そして膀胱にカテーテルを入れ、尿はそのカテーテルから袋へ排泄していました。

そんな様子の父を見て、私は「腫瘍があるなら、手術で取ってもらおう!」すぐさまそう言いました。こんなにも体調が悪いのなら、西洋医学の力を借りて、手術でとってもらうのが一番だと思ったのです。

しかし、その後の10日間にもわたる検査の結果わかったのは、大腸と膀胱の間に、赤ちゃんの頭ほどの大きさの腫瘍があり、直腸と膀胱ともに浸潤しているということでした。そのため、膀胱や直腸のすべてを取らなくてはいけない、骨盤内臓器全摘という手術しか残された道はないということでした。腸や膀胱、前立腺を全摘し、お腹に二つの穴をあけ、ふたつの袋をぶら下げ、ひとつに尿を、もうひとつに便を排泄するという手術です。しかもその手術は10時間以上かかる大手術で、執刀する医師が多いため、2週間後に行い、選択肢はその日以外にないというものでした。そして手術をしなければ余命は半年であると。

検査入院のつもりで病院にきた父は、まだ片付けたい仕事もあり、その日の手術にはとても渋っていました。検査して家に帰れると思っていたのに、そのまま入院を続け、2週間後に大手術を受け、骨盤内の臓器をすべて取るという選択肢を迫られ、父も母も私もとても悩みました。

実は私の義母が、子宮を全摘しています。50代で子宮筋腫になり、お医者さんに「子宮はもう必要ないのだから、これから子宮がんになる可能性も考え、子宮は全摘しましょう」

と言われ、手術を受けたのです。するとその後、その上の臓器が下垂するなどして、大変な腰痛になり、苦しい思いをしていました。その様子を知っていたので、骨盤内臓器全摘は、どれほど大変なことだろうと、私は素人ながら想像していました。

私たちの選択

母も元からあまり薬や手術に頼らない生活を続けていたこともあり、家族で悩みに悩んだ末、その時父の体調は劇的に改善していたこともあり、私たちは手術を受けないという選択をしました。

実はこれまで父は尿のことだけを訴えていたので、私も尿に対してばかりレメディーを選択していました。しかし、「あれ？　もしかして腸がおかしいのかも？」と感じた私は、札幌で父に会ったその日から、大腸に対するレメディーを摂ってもらいました。

すると、これまで昼も夜も2、30分おきにトイレに行かなくてはいけなかった父だったのですが、その大腸サポートのレメディーを摂るようになってから、体調が劇的に改善していきました。それまで続いていた水便がとまり、固形の便が出るようになり、長いときは5時間ほど眠れるようになったのです。とても外出できる状態ではなかった父が、一度は私と息子と3人で車に乗って、近くのホームセンターに行くことができました。行きは私が運転したのですが、帰りは雪道の中、父自ら「運転したい」と言って運転することができました。その後、父が運転して、母ともスーパーに買い物に行きました。

そのように体調が改善していたため、私も父の看病を手伝えるようにと、両親ともに私の住む千葉の家の近くにアパートをかり、そこで養生することを決断しました。

私はいつもクライアントさんには、「レメディーだけをとっても、生き方を変えなければ、病気は治らないですよ」と言っていたのに、父にはそれを話すことはありませんでした。

そして父がガンとわかってようやく、私はそのことを伝えることができました。

「お父さん、いくらレメディーを摂っても、生き方が病気を作っているから、生き方を変えなければガンは治らないよ」と。すると父は、「変わらざるをえない」そう言いました。

父は仕事熱心ではあるけれど、人付き合いはあまり得意ではなく、家では自分の部屋にこもり、ずっと仕事をするタイプでした。狭い部屋に資料を山積みにし、たばこを吸って、窓もあけず、その部屋から出ようとしなかった父が、その部屋を出て、家を出て、これまで出たことのない北海道を出て、千葉に来るというのは、父にとって相当大きな決断だったし、大きな大きな変化でした。

2月中旬、千葉に引っ越してきた父は、幸運なことに、私の恩師である寅子先生の健康相談会に入ることができました。

なぜ父は末期ガンになったのか？

健康相談会で寅子先生が父に聞いたことはこうでした。

「あなたは学校の先生ですから、子どものたちの面倒をみるために、トイレを我慢しませんでしたか？」

父は、こう答えました。

「はい。現職で小学校の先生をしていたときは、とくに低学年の子どもたちを見ていたときは、朝子どもたちが来てから、放課後帰るまで一度もトイレには行きませんでした」と。

教育大学を卒業し、小学校の先生となり、仕事熱心で教育に情熱を燃やしていた父は、こどもたち最優先で、自分のトイレは我慢していたのでした。

これをきいた寅子先生は、こう言いました。

「これまであなたは、膀胱や腸の言うことを聞かず、負担をかけてきたんです。お腹の声に耳を傾けることなく、無視し続けてきたから、膀胱や腸が弱くなって、その臓器が犠牲となってそこにガンを集めたんだよ。これからあなたは膀胱と腸と和解しなくてはいけない。これまで我慢して悪かったね。と声をかけてあげて、トイレに行きたいときは、我慢せず行ってあげてください」と。

その言葉をきいた父は、「はあー」と深くため息をつきました。図星だったのです。

そして寅子先生は、こう続けました。

「あなたは、結構人を批判してきたんじゃないですか？　でもその批判してきた分だけ、自分のことも批判してきたよね？　〝これが正しい〟という思いが強く、負けないように、勝たなければいけないと、そうやってきたんだよね？　でももう許していいんだよ。負けてもいいんだよ」と。

父は「はー」とうなだれて、そして涙を流していました。

父の名前は、勝《まさる》だったのですが、寅子先生は、「勝さんは、まさにずっと勝とうとしてきたんだよね。だけど、負けてもいいんだよ」と。

寅子先生が父に話したのは、誰かや自分を責めるのでもなく、ガンと闘うことでもありませんでした。負けてもいい、できなくてもいいと自分を許し、ガンを受け入れることでした。

父はなかなか人を信用する人ではなくて、好き嫌いも結構あったのですが、相談会のたった1時間で、すっかり寅子先生を信頼し、先生のおっしゃることすべてを実践していました。

それから父は、本当によくトイレに通いました。一日に何度も、トイレに行きたいと少しでも感じたときは、すぐにトイレに向かっていました。あるとき私が、「お父さん、こんなにも苦しめる腸と膀胱を恨んでるんじゃない?」と聞くと、父は「いいや、よくがんばってくれている!」そう言ってお腹をさすっていました。

そして、寅子先生からレメディーの指示があると、「寅子先生の直接の指示か。すごいなー」と言って、いつもとても喜んでいました。

しかし、しばらく安定していた父の様態は再び悪化。3月8日、救急車で運ばれ、緊急入院となりました。回復を目指していた私たちの願いは届かず、その1か月後、4月8日、お釈迦さまの誕生日というその日に、父は帰らぬ人となりました。

ガンとわかり、死期を察した父に、「俺の人生は、パソコンに向かっただけの人生だったな」と言った父に、最後に「良い人生だった！」と言ってもらいたくて、回復して少しでも長く生きてほしくて、私も母も必死だったけれど、その願いは届きませんでした。

父のインナーチャイルドと価値観

父は、５人兄弟の４番目、３人目の男の子として生まれました。しかもこの５人はなんと７年の間に生まれています。祖父も祖母も愛情はたっぷり注いでくれたとは思いますが、父には何かしら不足感はあったのではないかと思います。そして、２番目の兄は、父と全く違うタイプで、学校で問題を起こしてくる、そんな人でした。そして父とは仲が悪かったそうです。しかし、その兄を、祖母はとてもかわいがりました（私に愛情をたっぷり注いでくれた、だんごっぱなのおばあちゃんです）。祖母は私によく「あのおじさんは恐そうに見えるけど、本当は一番優しいんだよ」といつも話していました。

そんなお兄さんをみて、父はますます「真面目に、正しく生きなくてはいけない！　間違ったことをしてはいけない！　そうでないと愛されない！」と価値観を強めていったのだと思います。

緊急入院となった病室の枕元で、あるとき私は父に話しました。それは病気の根幹であり、人生の真髄であると、私が思っていることです。

「お父さん、あらゆる病気の根っこにあるのは、罪悪感と自己否定なんだって。人はみな本来、ツルツルで傷のない魂を持っているんだけど、人生に色々な出来事が起きて、〝自分はダメな人間だ〟〝自分には価値がない〟〝自分は愛されていない!!〟と、魂に傷をつけるんだよね。

でも本当は誰もが、親から愛されたいから、〝こうあらねば愛されない〟と、それぞれの価値観を持ち、その価値観で物事を見て、その価値観に沿って、頑張って生きて、病気になるんだよ。

だけどなぜ人が生きているかと言えば、その価値観を手放し、自ら負った傷を癒し、魂をツルツルに磨くために、何度も生まれ変わり輪廻転生をしているんだって。

本当は、人はみな神様から愛されていて、自分の内にも、〝内なる神〟がいるんだよ。神棚や神社に行けば、目の前に鏡があるでしょ？　あれは、自分の中に〝内なる神〟がいるよ、っていう意味なんだって。だから、「自分はダメだ」と自分を裁くことは、神様を傷つけていることになるよね。

その傷を癒すには、親から愛されることを求めるんじゃなくて、神様のような、無条件の愛を、自らが自分に注ぐ。それが大事なんだよ」

黙ったきいていた父は、「そうか。それは神道の考え方だな」と言いました。

去年の12月まで、神道を教える北海道の短大で教授をしていた父は、すぐに私の言っていることを理解してくれました。

そしてこう言いました。「自分のやってきたことに自信はあるけど、無条件の愛を自分に注ぐっていうのは、難しいなー。無償の愛か。それは母親の愛だなー」と、父の子供の頃の話をしてくれました。

「お父さんが子供の頃、3、4歳だったかな。転んで膝をすりむいて、家に帰ったことがあって。帰るとおばあちゃんが、〝痛いの痛いのとんでけ〜!〟と言って、膝をフーフーとしてくれたんだ。気持ち良かったなー。その感覚は、今でもよーく覚えてるなー」

5人兄弟の4番目で、年子で妹のいた父。少なからず、親の愛の不足を、感じていたと思います。だから、そんな些細なことでも、すごく母親の愛を感じたんでしょうね。

人はいくつになっても、母親の愛を欲し、母親の愛に満たされるそうです。

父が病後、一番泣いたのも、94歳になる祖母と、電話で話した時でした。

「退職したら、親孝行しようと思っていたのに、何もできなくてごめんね！　夏には元気になって会いにいくからねー！」と大きな声で言って、病室でおいおい泣きました。

実は、父が亡くなったその3か月後の7月、94歳だった祖母も亡くなりました。父の死を知らせたとき、「私を連れてってくれなかったんだね」と、息子の写真を優しく撫でながら泣き続けた祖母を、父が穏やかにいけるよう迎えに来たようです。5人兄弟で一番先に逝ってしまった父は、今天国でお母さんを独り占めできて喜んでいることでしょう。

父が膝をすりむいて、お母さんにフーフーしてもらったことを70歳になっても、それを母親の愛として鮮明に覚えていたように、アトピーがひどくて、夜中じゅう掻いてほしい！と訴える子供も、実はそうやって、お母さんの愛情を感じているはずです。眠れないその夜も、実は親子のきずなを深める、大切な時間なのだと思います。

私のインナーチャイルド

少し不思議な話ですが。父の死後、私はある方のヒプノセラピーを受けました。そのセラピーでは、亡くなった人とコンタクトを取ることができます。私自身、とっても驚いたけれど、夢ではなくて本当の話です。
そこは、あたり一面ただただ真っ白の世界。遠く遠く向こうに、父が「おーい!」と手を振って立っています。そしてその後セラピストさんの合図で、父にぐっと近づきました。真っ白い世界に白いテーブルとイスがあって、そこに私と父と二人で座りました。
私は驚きながらもまず最初に口から出たのは、「お父さん、手術しなくて良かったの?」という質問でした。すると父は、「そりゃあ、良かったさ」と答えてくれました。
そしてこんな会話をしました。
私:「私はこれから何をすればいい?」
父:「お父さんみたいに困っている人を助けていくんだよ」
私:「そんなことできるかな……??」
父:「お父さんのこともできたんだから他の人もできるさ」
私:「お父さんはこれから何をするの?」
父:「これから家族をサポートするよ」
そして私は今、父の魂に会えたこの貴重な機会に、一番聞きたいことはなんだろう?と自分に問うてみました。

すると、「お父さんは私を愛していた？」

この言葉が思い浮かび、胸が張り裂けそうになり、涙がボロボロとこぼれました。

私はこのことを確認したくて、一生懸命、父の介護をしていたのかもしれません。

人は誰でも、親からただただ無条件に愛されたくて、一生懸命生きています。親から愛されるために、認められるために、仕事をがんばったり、反発してすねてみたりするのです。

私の質問に対する、父の答えはこうでした。

「もちろん。娘だもん、愛している。そして信頼している」

その言葉を聞いて、生前の父のある言葉を思い出しました。父の末期ガンがわかり、治療方針について父と話し合っていたとき、父はこんな言葉を口にしました。

「聖子は、それが一番と思うんでしょ？　じゃあそうする」と。

しかし私の中で、その選択は正しかったのか？　父は本当はどうしたかったのか？

その葛藤がいつまでもあったし、亡くなったあとも後悔の気持ちがありました。

これは友達のホメオパスから指摘してもらったことですが、父はガンに対し、ホメオパシーを選択したのではなく、私のことを信頼していたから、私の提案を選択したのだと。

私がもし西洋医学や他の療法をすすめていたら、父はそれを選択していたと。

つい2、3年前まで父は、「聖子はまた宗教にはまったな……」（一度もはまったことはありませんが）「ホメオパスの資格なんてとっても、仕事はないよ」そう言っていた父が、こんなふうに私を信頼してくれていたなんて、本当にうれしかったです。

父がガンになったとわかってから、私は父を生かすために必死でした。札幌と千葉を何度も往復したし、父が近くに引っ越してきてからは、毎日父の様子を見に行っていました。病院に入院してからは、一日に何度も病院を往復したし、できるだけのことはすべてやったつもりです。でもそれだけ力を尽くしたのは、やはり自分のインナーチャイルドが、「お父さんに愛されたい！」と願っていたゆえでした。

私が小さいときは、父は仕事で忙しくほとんど家にいなかったし、家にいてもいつも自分の部屋にこもって仕事をしていました。ガンがわかり、仕事をやめるしかなく家で寝ていた父と私はようやくゆっくり話ができました。私が子供の頃、ほっぺがガサガサ、鼻はズルズルで、かわいい子供ではなかったから、お父さんに愛されているかを不安に思う私のインナーチャイルドがいたし、姉に比べ優秀ではなかった私は、「優秀でなくては愛されない！」とがんばっていたし、反抗期の姉にてこずる父を見て、「私はいい子でいることで愛されよう」と無理して明るく振舞っていました。

「父に愛されたい！」そんなあらゆる私のインナーチャイルドを総動員して、父の看病をしていたのです。

父に愛されたくて、父に目をかけてもらいたくて、私はアトピーや鼻炎となって、体から症状を出すことによって、父の愛情を得ようとしていたのかもしれません。しかし父の最期とたっぷり向きあうことができ、想いを伝えることができ、今の私は少し満足しています。

西洋医学とホメオパシー

父が亡くなって1週間後。霊感の強い、外科でバリバリ働く看護師の友達が、父にお線香をあげに来てくれました。そのとき「聖子のお父さんに、会いに行ってあげてと言われた気がして、仕事を切り上げてきた」と、彼女は私のために駆けつけて、こんな話をしてくれました。

「骨盤内臓器全摘という手術は、手術の中でも1、2位を争う大変な手術なんだよ。術後は痛みがひどく、お腹から膿がたくさん出て、体にホースがいっぱい刺さって、とても辛いんだよ。手術中に亡くなったとしても、決しておかしくない、それくらい大変な手術。亡くなる2日前まで、好きなものを食べて、おいしいと話すことができたんだから、本当に良かった！　本当に良い選択をしたね！」そう言ってくれました。「やっぱり手術をするべきだったのではないか？」と、父が亡くなってかなり落ちこんでいた私をその友達は励ましてくれました。医療現場で、患者さんをすぐ近くで見ている看護婦さんだからこそわかる話でした。

父は亡くなるその2日前まで、自分でトイレに立ち、大好きな甘いものを食べ、自分でコーヒーを淹《い》れたり、私や母、そして一番好きだった私の子供、父の孫と話すこともできました。とても短い間だったけど、私たちは思う存分父の看病ができたし、父も最期まで父らしい姿でいられたと思います。

ガンになった原因も、病院では、「ヘビースモーカーだから、原因はたばこですね」それしか言ってもらえませんでした。しかし寅子先生に会うことによって、父はどうして自分がガンになったのか、これから何をすればいいのか、それを知れたことは、父にとってとても有意義だったし、体と和解し、自分を許すということもできました。

12月の末に体調を崩し、トイレと布団を往復するだけで、夜中も全く眠れなかった父が、運転したり、買い物に出かけたり、飛行機に乗って移動ができたのは、本当に奇跡的な回復だったし、ホメオパシーのおかげであることは間違いありません。

しかし同時に、父にとって、西洋医学もなくてはならない存在でした。検査を受けなければ、父の体に何が起こっているのか、どこに腫瘍があるのか、それはわかりませんでした。カテーテルがなければ、排尿が困難になっていた父にとって、生活することは困難でした。終盤、「窓から飛び降りようかと思った」と言うほど父を襲ったガンの痛みも、痛み止めがなければ、父にとってはあまりに酷でした。

父のガンを通し、私はたくさんのことを学びました。それまで「西洋医学も大切ですよ」と口では言っていたけれど、やっぱりどこかに「ホメオパシーが勝る！」そう思っていました。しかし今は、ホメオパシーも西洋医学もどんな医療も、それぞれ得意なこともあり、不得意なこともある。どちらもなくてはならない素晴らしい医療である。心からそう思っています。だから、ホメオパシーも西洋医学もその他の療法も、すべてが組み合わさって、患者さんが選択できる、そんな病院が増えていったらいいなと思っています。

父の末期ガンにより、私はようやく「ホメオパシーが勝る!」「私が、私の選択こそが正しい!」という小さな価値観を手放すことができました。父は自らの命を通して、私に大きな成長の機会を与えてくれたのです。

健康でなければ幸せではない??

そして、健康で生きることよりも、もっと大事なことがあるということも学びました。それまで私は、アトピーや鼻炎で悩んできたこともあり、健康であることが一番大事であると思っていました。

しかし、父の生き方をみて、必ずしもそうではないと考えるようになりました。父は自分の体こそ大事にしてこなかったけれど、それでも自分のやりたい仕事を寝る間も惜しんでやってきたし、自分がやらなくてはと必死に働いてきました。病床で、「何もやり残したことはない!」と言っていたほど、自分のできるだけのことを、精一杯やってきたのです。その生き方を誰が間違っていると言えるでしょうか? 亡くなる3か月半前まで教壇に立てたことは、人生をかけて仕事に打ち込んできた父にとって、とても幸せなことだったのではないでしょうか？　そもそも、生まれながらにして障害があったり、五体満足に生きられない方もいます。それが不幸なことと言えるでしょうか？　いやむしろ、彼らのほうが本当の幸せを知っているような気がします。病気が本当の健康の意味や幸せを教えてくれることはとても多いです。

むしろ「健康であるために！」と眉間にシワを寄せて、堅苦しく、幸せを感じられずに、生きている方もけっこう多いと思います。（かつての私のように）

そして、大切なことは、一日でも長く生きることではなく、その一日をどう生きるかであることも知りました。恥を忍んで言えば、手術ではなく、ホメオパシーを選択した以上、余命半年と医師に告げられたよりも長く生きなくてはいけないと、私は必死でした。「父に一日でも長く生きてほしい。一日でも長く生きてもらわなければ、ホメオパシーがダメっていうことになってしまう！」そう思っていました。

しかし今になって思えば、大切なことは、父が一日でも長く生きることではありませんでした。それは私の勝手なエゴでした。父が一番苦しいのですから、早く肉体から魂が離れることが、父にとっては幸せなことだったかもしれません。

生きることが善であり、死ぬことは悪である、そう私も思っていたし、一般的にもそう考えられていると思います。でも今は、「死も人間の成長の一過程なのではないか」と思っています。もちろん家族は悲しいけれど、一日でも長く生きることを目指して、痛みや苦しみを伴って過剰に医療を施すことが本人にとって本当に幸せなことでしょうか？　それは往々にして家族のためだったりするのではないでしょうか？

父とはもう会えないし、話もできないけれど、札幌と千葉で離れていた頃よりも、実は今、もっと身近に父の存在を感じています。名もない、資格もない、経験も浅い、いち母親である私がこのように本を書く機会を与えられたのも、天国にいる父が大きな力で後押ししてくれているように感じています。

アトピーが治った先に幸せがある？

アトピーになると、とても大変です。痒いし、痛いし、眠れないし、あらゆるものが肌の刺激になるし、肌は汚くなるし、人から見られるし。

誰もがアトピーを嫌がり、アトピーを敵だと思います。そして今すぐアトピーを消してしまいたい！　早くきれいになってほしい！と願います。私もこんなに私を苦しめる手をとても憎み、切り落としたいとさえ思っていました。手を切り落としてしまえば、どんなに楽になるだろうと。

しかし、ホメオパシーを知ってから、この手は自らが犠牲となり、体の老廃物を集め排泄してくれていることがわかりました。そう思うと、私のこの手が愛《いと》おしく思えるようになりました。

「これまで憎んでごめんね。切り落としたいなんて思って、ごめんね。ずっと私を守ってくれてありがとう」そうやって私は手を優しく撫でました。

多くの人は、アトピーさえなければ、アトピーが治った先に幸せがあると考えます。しかし、この章で紹介したO君一家のように、アトピーがあるこの子をまるごと愛せるようになる、アトピー自体に感謝できるようになる、そこが大事なことなのではと考えています。

実は、アトピーが治った先に幸せがあるのではなく、アトピーがある今が幸せであり、そのアトピーのある自分、アトピーのある我が子をまるごと愛せるようになることが、アトピー治癒への一歩であると私は考えています。

私が伝えたいこと

私はこの本で、西洋医学的な考え方やステロイドを否定したいのではありません。ステロイドを作っている人、売っている人、使っている人も、悪いとは全く思っていません。なぜなら、ステロイドを必要としている人もたくさんいるし、本当に必要な薬であると心から思っているからです。

私はただ、ステロイドが効かなくて困っている人がいれば、それを解決する方法もあるよ、ということを伝えたいと思っています。

そして、私自身これまでにステロイドを摂ってきたことも、全く後悔していません。なぜなら、さんざんステロイドを塗らなければ、それでも湿疹がぶり返さなければ、ホメオパシーの理論を理解できなかっただろうと思うからです。私にとって、アトピーになったことも、たくさんステロイドを摂ったことも、あらゆる病院を回ったことも、すべては必要な過程でした。

だからみなさんにも、この本を読んで、「ステロイドを塗ってしまった」と後悔してほしくはありません。起こったすべてのことは必要があって起こっているし、必ずそこに意味があるからです。決してこれまで通ってきた道は無駄ではありません。むしろすべてが財産であると言えます。

そして、私はすべての人の考えや選択を尊重したいと思っています。アトピーにステロイドを摂ることも、摂らないことも、ガンで手術を受けることも、受けないことも、そのあらゆるすべての選択はその人にとって正しいし、尊重されるべきだと思います。

だから、ぜひ、「ステロイドを摂りたくない！」という患者さんが、もし病院にきたら、お医者さんもその患者さんの選択を尊重してあげてほしいです（もちろん危険なときはしっかりそのことを伝えてあげてください）。

もし、奥さんが「子供にステロイドを摂りたくない！」と言ったら、その考えに耳を傾けてほしいのです。もしお孫さんが、ステロイドを選択したくない！と言えば、おじいちゃん、おばあちゃんにも、そっと暖かく見守ってほしいのです。

そして、ステロイドを摂らない選択をしてきた人が、もし「ステロイドを摂る！」という選択をする人に出会ったとしても、それを否定せず、認めてあげてほしいのです。

すべての人の選択は、それぞれに正しく、決して間違いではないのです。

私は、今アトピーになったことを、とても感謝しています。息子が生まれてすぐにアトピーになったことにも感謝しています。アトピーにならなければ、ホメオパシーのことはわからなかったし、ホメオパスになろうとも思いませんでした。そして、これまで本に書いてきたような経験もできなかったし、このように考えることもできなかったからです。

アトピーは、私にたくさんのことを教えてくれました。そして、アトピーを通し、たくさんのことを学び、たくさんのクライアントさんに出会い、たくさんのことを教えてもらって、今の私に至り、この本を書くことができました。

アトピーで悩む多くの方に、多くの親子に、この本が希望の輝《ひかり》となることを願って、ここでペンを置きたいと思います。

最後までお読みいただき、本当にありがとうございました。

[著者プロフィール]
工藤　聖子（くどう・さとこ）

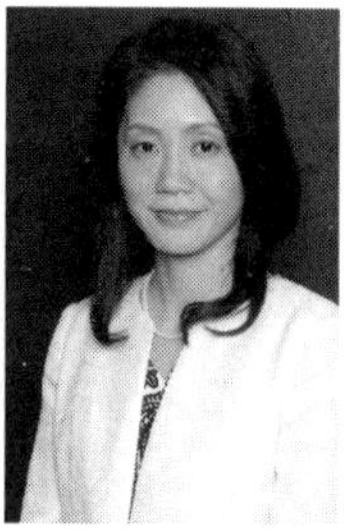

子供の頃より、自身のアトピーや鼻炎に悩み、病院へ行って薬をもらうことを繰り返していた。

20代になり、手の湿疹が、どれほど病院をまわっても、どれほどステロイドを塗っても治らなかった経験から、「この湿疹の原因はなんだろう？」「どうしたら治るのだろう？」と疑問を持つようになる。

28歳のときに自宅出産をし、それを機にホメオパシーに出会う。「この湿疹は身体に溜まった老廃物を出しているから、出しきれば良くなる」という確信を持ち、ホメオパシーの健康相談会を受け、長年治らなかった手の湿疹がきれいになる。

その1年後ホメオパシーの資格を取るため、CHhom（カレッジオブホリスティックホメオパシー）に入学、2013年ホメオパスの資格を取り、以降のべ1000人の方のホメオパシー健康相談会を行い、多くのアトピーで悩まれる方をみている。

JPHMA認定ホメオパス
JPHF認定インナーチャイルドセラピスト
（小樽商科大学卒業・イタリア語通訳案内士）

ある母親の提案
すべてのアトピーチャイルドの輝《ひかり》
アトピーが私たちにおしえてくれること

2017年1月21日　初版第1刷発行

著　者　工藤　聖子
発　行　モッツコーポレーション（株）
〒105-0004 東京都港区新橋5-22-3 ル・グランシエル BLDG3.3F
電話 03-6402-4710㈹　Fax 03-3436-3720
E-Mail info@mots.co.jp
発　売　株式会社 展望社
〒112-0002　東京都文京区小石川3-1-7　エコービル202
電話 03-3814-1997　Fax 03-3814-3063
装幀・組版　岩瀬正弘
印刷・製本　株式会社フラッシュウィング

定価はカバーに表示してあります。
乱丁・落丁本はおそれ入りますが小社までお送り下さい。送料小社負担によりお取り替えいたします。　ISBN978-4-88546-322-8

高須基仁の好評書

私は貝になりたい Vol・2

全部摘出【ゼンテキ】

五臓六腑をえぐる思いで、すべてを吐き出しました（高須談）

芸能界、そして社会の虚像に挑み続けた「7年間」の壮絶記録

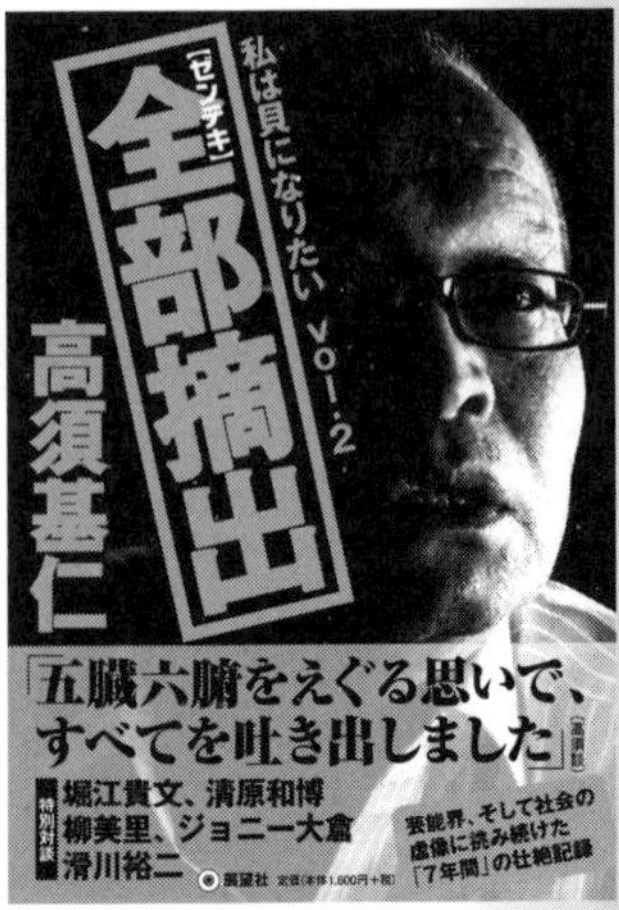

高須基仁 著

本体価格 1600円（価格は税別）

特別対談

堀江貴文／清原和博／柳美里／ジョニー大倉／滑川裕二

【付録】再録・猪瀬直樹

高須基仁プロデュース作品！

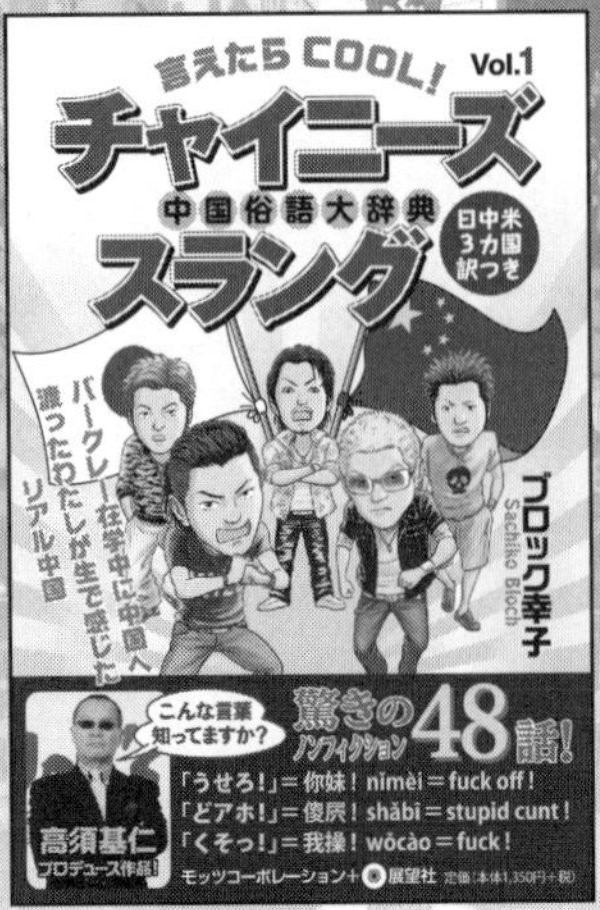

言えたらCOOL！ チャイニーズスラング

中国俗語大辞典

日・中・米 3カ国語訳付き

バークレー在学中に中国へ渡ったわたしが生で感じたリアル中国。驚きのノンフィクション48話！

该死：いまいましい、くそっ／你去死：オマエ死ね、go to hell／气死我了：むかつく！／贱：最低、despicable、cheap、base／可恶：ちくしょう、くそったれ、むかつく、しゃくに障る、hateful／倒霉：ついてな～い、to have bad luck／郁闷：憂うつぅ、depressed、gloomy／烦：うざい、うるせぇー、うっとおしい、めんどくせー（本文より抜粋）

ブロック幸子著

本体価格１３５０円
（価格は税別）

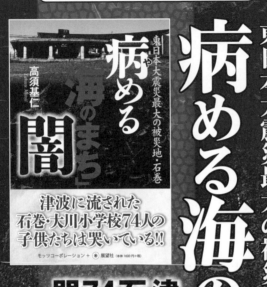